Gabriele Rossbach

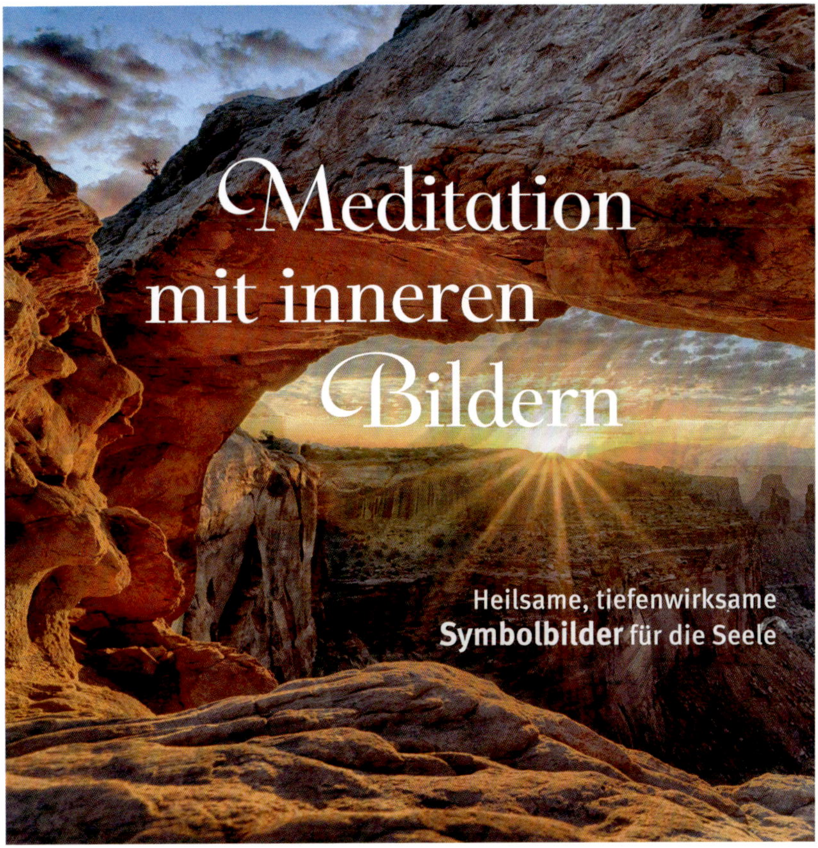

Meditation mit inneren Bildern

Heilsame, tiefenwirksame Symbolbilder für die Seele

INHALT

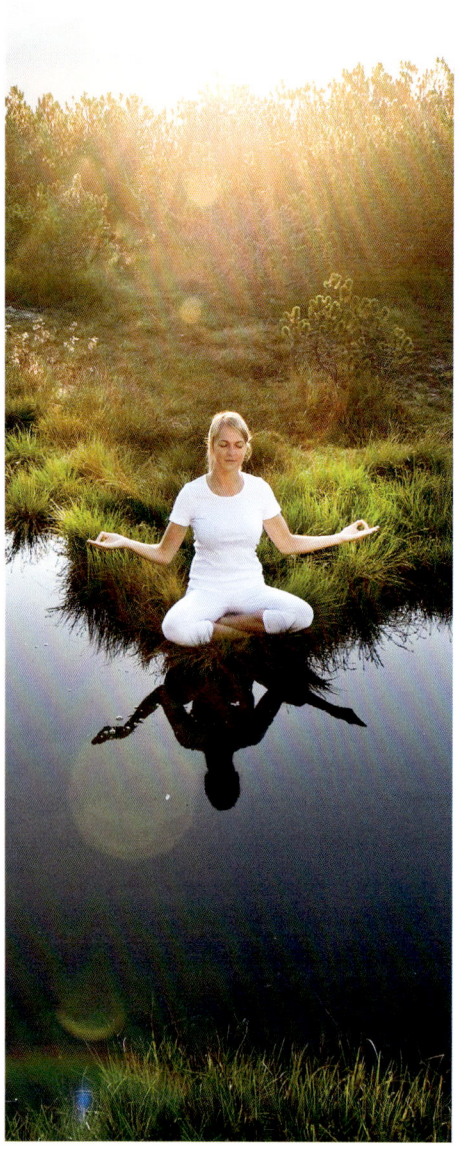

Innere Bilder – Quelle des Glücks

6 Das Unterbewusstsein spricht in Bildern
- 6 Glückssamen für die Seele
- 7 Die älteste Sprache der Welt
- 8 Die Wiederentdeckung unserer wahren Natur
- 8 Botschaften an das Unterbewusstsein

10 Ein paar nützliche Informationen
- 10 Formulierungen, die der Seele gefallen
- 12 Wie wende ich eine Bildmeditation an?
- 12 Welche Haltung?
- 14 Praktische Hinweise
- 14 Einrahmung der Meditation
- 15 Info: Den Meditationsplatz schön gestalten

Emotionen harmonisieren

18 Innere Blockaden und eine trübe Stimmung auflösen
- 18 Der bewertende Blick
- 19 Bewusst im Jetzt sein
- 20 Die innere Ladung loswerden
- 21 Übung: Holzfällerschwung
- 22 Sich von Blockaden befreien
- 23 Meditation: Weisheitsfeuer zur inneren Befreiung

26 Emotionsmanagement
26 Strategien im Umgang mit Gefühlen
28 Meditation: Erfrischende Quelle mit funkelndem Wasser
30 Meditation: Im Grand Canyon

32 Innerer Frieden und Gelassenheit
32 Bei sich selbst ankommen
33 Meditation: Frieden atmen
34 Einfach dankbar sein
35 Meditation: Glück auf einer Sommerwiese
36 Klarheit finden und einen kühlen Kopf bewahren
36 Meditation: Funkelnder Raureif im Mondschein
38 Loslassen und frei sein
38 Die Loslass-Übung
38 Meditation: Flug der weißen Feder

40 Unser unverwüstlicher Kern
40 Das Stehaufmännchen in uns
41 Meditation: Fels in der Brandung
43 Meditation: Meine innere Buddhanatur

Selbstliebe – Basis für ein erfülltes Leben

46 Mich annehmen, wie ich bin
46 Ein gutes Selbstwertgefühl
47 Achtsames Selbstmitgefühl
49 Yogaübung: Kugelsitz mit tiefer Atmung
50 Meditation: Südsee
52 Übung: Magie des Glückslächelns
53 Meditation: Selbstliebe

54 Glücksquelle Herz
54 Eigentlich ist es ganz einfach
55 Meditation: Befreiende Herzatmung
56 Die Magie der Freundlichkeit
56 Das Geheimnis unserer Großmütter
58 Freundlichkeitsmeditation 1
60 Freundlichkeitsmeditation 2

Verjüngung auf Zellebene

64 Was uns fit und jung hält
64 Die Heilkraft der Lichtvisualisierung
65 Yogahaltung Krokodil
66 Meditation: Detox-Wasserfall aus Licht
68 Meditation: Bad im Jungbrunnen
70 Heilung und Vitalisierung der Körperzellen
70 Meditation: Lichtenergetisierung der Zellen

72 Das Zusammenspiel von Körper und Seele
72 Die gute Nachricht
73 Übung: Die Basiskraft wecken
74 Meditation: Indianischer Ausritt

76 Zum Nachschlagen
76 Bücher und Adressen, die weiterhelfen
77 Register
80 Impressum

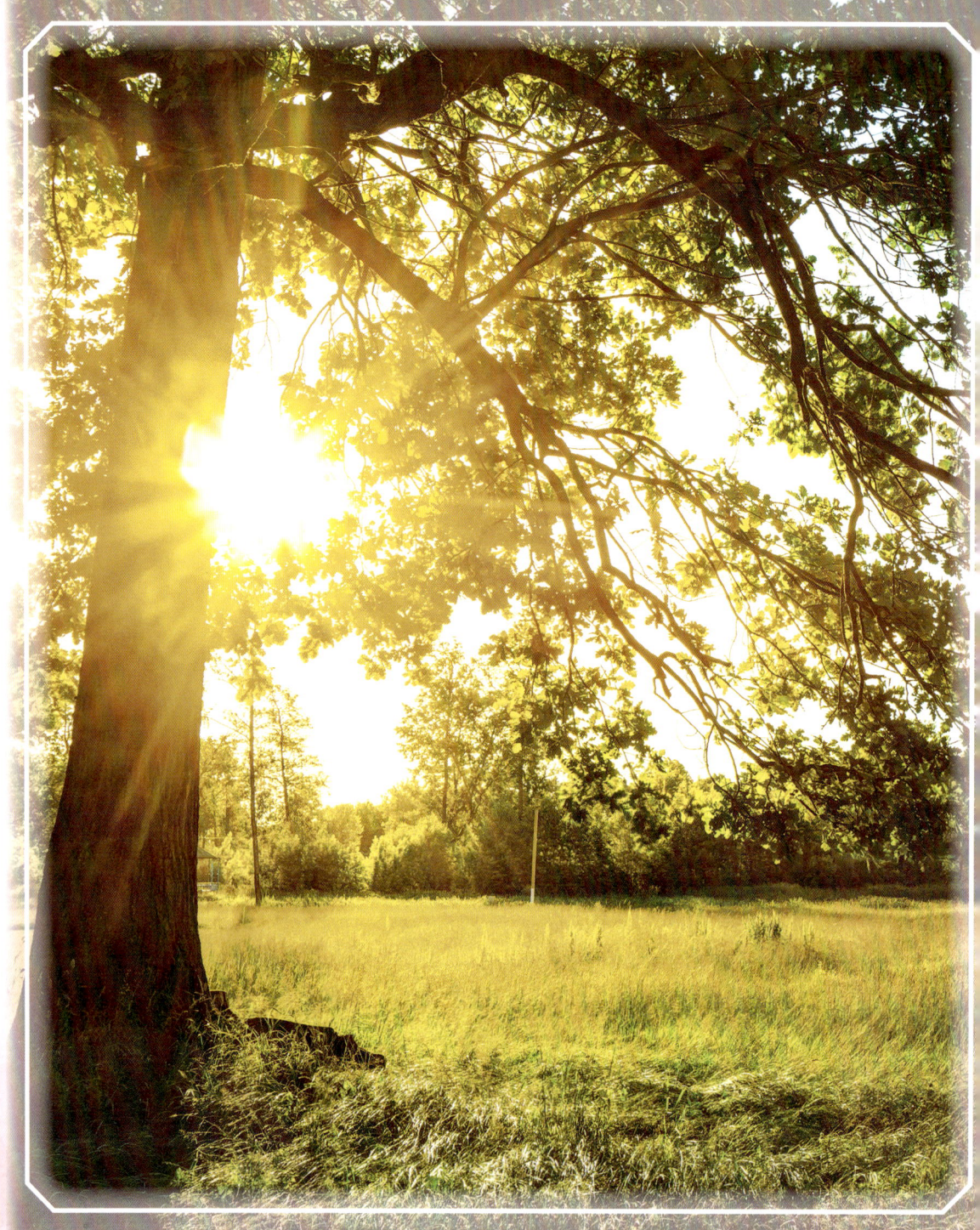

Innere Bilder – Quelle des Glücks

*Tief in uns liegt ein Schatz verborgen:
Selbstliebe und Lebensfreude, ursprüngliches
Wohlbefinden und Vitalität – oder ganz
einfach die Fähigkeit, glücklich zu sein.
Doch oft ist der Zugang zu diesem Potenzial
verschüttet. Ein Schlüssel dazu sind Meditationen,
die aus einem unermesslichen Reservoir an
Bildern und archetypischen Symbolen schöpfen.
Diese Bilder wirken tief in unserer Seele und
entfalten von dort ihre Möglichkeiten.*

Das Unterbewusstsein spricht in Bildern

Sie dürfen die tiefenwirksamen, heilenden Meditationsbilder in wohliger Entspannung wunderbar anstrengungslos in Ihr Unterbewusstsein sinken lassen. Beglückende innere Veränderungen werden von selbst entstehen und sich auch im Außen, in Ihrem Alltag manifestieren.

Glückssamen für die Seele

Wer möchte das nicht: entspannt und ausgeglichen sein, zufrieden und gesund und dazu vitale Frische, Selbstbewusstsein und Lebensfreude ausstrahlen! Diese Wohlfühlqualitäten kann jeder von uns in kürzester Zeit aus dem eigenen Unterbewusstsein heraus entfalten. Das ist sogar ganz einfach, selbst wenn wir uns gerade gestresst und unzufrieden fühlen.
Wie ist das möglich? Zunächst einmal sind all diese positiven Eigenschaften bereits in Ihnen vorhanden, sie sind in jedem von uns angelegt. In Kindheitstagen war der Weg zu Fröhlichkeit und einfacher Zufriedenheit noch unverstellt oder wenigstens leichter zugänglich. Diesen ursprünglichen Zustand brauchen wir nur wieder freizulegen.
Dafür gibt es ein effizientes und zugleich angenehmes und wunderbar entspannendes Werkzeug – ein Tool, wie die Psychologen es nennen: nämlich schöne und herrlich entspannende Bildmeditationen. Die Wirkung basiert darauf, dass tiefenwirksame Bilder und archetypische Symbole wie Samenkörner ins Unterbewusstsein einsinken, um von dort aus zu wachsen und sich gleich duftenden Blüten zu entfalten. Diese Glückssamen harmonisieren die Seele, schenken Stille und Frieden und ein heiteres Lebensgefühl.

Meditationen mit einer besonderen Tiefenwirkung

Hier liegt der Unterschied zu den Traum- oder Fantasiereisen, auch wenn diese durchaus entspannend sein können. Die Wirkung der Bildmeditationen geht jedoch weit darüber hinaus. Die Bilder, die hier einfließen, entstammen einer bewährten, lang erprobten Heilsymbolik: zum einen der Archetypenlehre von C. G. Jung und zum anderen dem uralten tibetischen Buddhismus mit seiner komplexen Bilderwelt. Dazu gleich mehr.

Die älteste Sprache der Welt

Bei uns im Westen haben Anfang des 20. Jahrhunderts der Tiefenpsychologe Sigmund Freud und mehr noch sein Zeitgenosse Carl Gustav Jung die Macht der Bilder erforscht. Jung, seines Zeichens Psychiater, fand heraus, dass es Bildmotive gibt, die auf alle Menschen gleich wirken, ungeachtet der Kultur, aus der sie stammen, und ungeachtet ihres Hintergrunds. Ob Eskimos, Europäer, US-Amerikaner, Neuseeländer, Afrikaner, Indianer, Russen oder Lateinamerikaner, ob Bäcker oder Börsenmakler, Männer oder Frauen, Kinder oder Senioren – bestimmte Bildsymbole wirken auf uns Menschen gleich einer globalen Sprache, die jeder versteht. Denken Sie zum Beispiel an das Bild einer flauschigweißen Feder, die in den blauen Himmel emporschwebt. Würde irgendein Mensch auf der Welt sie als Symbol für Kampf und Krieg verstehen und daraufhin gar wütend angreifen? Natürlich nicht. Jeder würde dieses Bild als freundliches, gutes und friedliches Zeichen erkennen. So simpel sind die Botschaften archetypischer Bilder für uns Menschen zu entziffern.

Da manche Symbolbilder so machtvoll in ihrem Ausdruck und ihrer Wirkung sind, bezeichnete C. G. Jung diese als Archetypen – archaische, schöpferische Ursymbole. Darauf gründet seine Archetypenlehre. Er bediente sich ihrer zum Beispiel bei der Traumdeutung und ermöglichte so seinen Patienten einen Zugang zum eigenen Unterbewusstsein. Die Kommunikation mit dem Unterbewusstsein bildete den damals revolutionären Grundstein für therapeutische Heilung. Und das war nur ein Bruchteil des energetischen Wirkens der Arbeit mit Bildern und Symbolen, die der Schlüssel zu Glück und Lebensfreude, Ausgeglichenheit und innerem Frieden sein kann. Tatsächlich wurde vor Freud und Jung bereits jahrtausendelang erfolgreich mit tiefenwirksamen Bildsymbolen gearbeitet, auch im Rahmen von Meditationen. Im Hinduismus und im Buddhismus beispielsweise werden zahlreiche Bildvisualisierungen angewendet. So meditieren im tibetischen Buddhismus Mönche mit inspirierenden und heilenden Symbolbildern seit über zweitausend Jahren. Meist handelt es sich dabei um bestimmte Qualitäten, welche oft als männliche und weibliche Gottheiten personifiziert werden, oder um die detailreiche Visualisierung einer emotionalen Transformation. Man bedient sich dieses Werkzeugs, um mit den tiefsten Schichten des eigenen Wesens zu kommunizieren, um das Unterbewusstsein von allem Negativen und Blockierenden zu befreien, um den Geist zu klären, die Seele zu harmonisieren und unsere ursprüngliche klare und glückliche Natur zu enthüllen. Genau das werden wir uns zunutze machen.

Wer buddhistische Mönche und Nonnen kennengelernt hat, weiß, wie friedvoll, unbeschwert und gelassen sie sind. Auch den Dalai Lama kennen wir als Menschen, der unerschütterlich in sich selbst ruht. Dieses Charisma von Frieden, Gelassenheit und Heiterkeit zeigt die Wirkung solcher Meditationen.

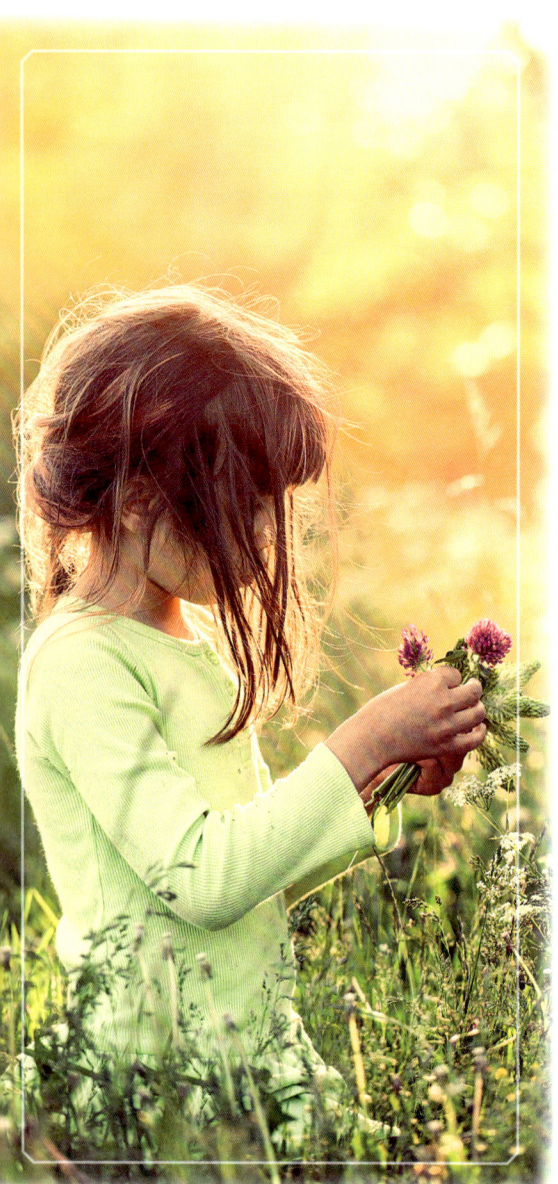

In jedem von uns ist eine ganz ursprüngliche Lebensfreude angelegt, die nur darauf wartet, hervorgerufen zu werden.

Die Wiederentdeckung unserer wahren Natur

Wenn wir uns die grundlegenden Prinzipien der Meditationen mit inneren Bildern, auch visuelle Meditationen genannt, zunutze machen, kommen Lebensfreude, Herzensglück und innerer Frieden zum Vorschein – all jene Kostbarkeiten unseres wahren Wesens, die in jedem von uns im Verborgenen schlummern.

Die Bildmeditationen in diesem Buch sind einfach und klar. Wir werden wirkungsvolle positive Archetypen nach C. G. Jung ebenso wie Aspekte des tibetischen Buddhismus mit einbinden – so entstehen wohltuende und beglückende Urbilder der Seele.

Botschaften an das Unterbewusstsein

Zu den einfachen, aber machtvollen und heilsamen archetypischen Bildsymbolen gehören die vier Elemente in ihrer ursprünglichen Form, weil sie uns seit Jahrmillionen vertraut sind. Unsere Seele liebt diese archaischen Kräfte des Lebens – die frische Luft des weiten Himmels, das wärmende Feuer des goldenen Sonnenscheins, kristallklares Wasser und die nährende Mutter Erde mit ihrer verlässlichen, stabilen Kraft. Die Symbolik klaren Wassers wirkt besonders klärend auf die Emotionen und den Geist, aber ebenso heilend auf den Körper. Auch Bilder von grüner Natur, bestimmten Bäumen, Kräutern oder Blüten weiß das Unterbewusstsein zu lesen. Sie wirken beruhigend und erdend und geben uns ein Gefühl der Sicherheit. Genauso entziffert das Unterbewusstsein die Gemütszustände, die durch bestimmte Tiere symbolisiert werden. Beispielsweise wirkt das Bild eines flauschigen Lamms besänftigend auf unsere Gefühle, während uns ein kraftvoller Tiger vitalisiert. Auch Farben transportieren emotionale Informationen. So lässt uns der Gedanke an Rot etwas anderes empfinden als die Vorstellung von Türkis.

Vorsicht vor negativen Bildern

Noch viel stärker als Farben wirken Bilder. Liefern wir dem Unterbewusstsein symbolkräftige Bilder, dann kann es gar nicht anders, als zu verwirklichen, was wir ihm zeigen, denn wir benutzen damit seine Sprache. Es ist immer wieder faszinierend, zu beobachten, wie das Unterbewusstsein die Macht besitzt, alles Realisierbare, was wir ihm wiederholt bildhaft zeigen, zu manifestieren. Seien wir also vorsichtig, dem Unterbewusstsein negative Bilder über uns selbst oder angstvolle Zukunftsvisionen zu übermitteln. Es unterscheidet nämlich nicht zwischen dem, was wir uns wünschen, und dem, was wir fürchten. Wenn wir ihm Bilder oder auch nur die Beurteilung eines visuellen Eindrucks geben, nimmt es das als reale Information.

Doch wie gerade beim Thema Farben gesagt, kommt es auch auf den Kontext an. Während ein großer, mächtiger Baum ein unzweideutiges Symbol für Stabilität und langsames, aber stetiges Wachstum ist, gibt es viele Bilder, mit denen verschiedene Menschen Unterschiedliches verbinden. Dem können beispielsweise Erfahrungen oder Glaubenssätze zugrunde liegen. Aus einem ursprünglich neutralen Bild kann so ein negatives werden.

Falls Sie also in der neuen weißen Jeans vor dem Spiegel stehen und denken: »Meine Güte, hab ich einen fetten Po!«, wird das Unterbewusstsein als Information aufnehmen, dass Sie dick und hässlich sind, verbunden mit dem mitgelieferten Gefühl des Missfallens. Mit diesem im Hintergrund abgespeicherten »Wissen«, scheinbar unattraktiv und unliebenswert zu sein, wird die Laune erheblich sinken, oder?

Sie können dem Unterbewusstsein aber ebenso gut eine positive Beurteilung des visuellen Eindrucks geben: »Klasse, in der weißen Jeans sehe ich sehr feminin aus.« Das Unterbewusstsein merkt sich, dass Sie schön und liebenswert sind. Damit mögen Sie sich und sind selbstbewusst und fröhlich. Da wir weiblichen Wesen selten an einem Mangel an Selbstkritik leiden, lassen wir uns ohnehin noch genügend »Korrekturmaßnahmen« einfallen ...

Sobald wir die Sprache des Unterbewusstseins kennen und anwenden, erschließen wir uns kreative Fähigkeiten, ein wunderbares Selbstwertgefühl und ursprüngliche Lebensfreude, die vielleicht schon viel zu lange verschüttet sind. Die Bilder, mit denen wir das erreichen, wirken heilsam und harmonisierend auf Psyche, Lebensgefühl und Gesundheit.

Ein paar nützliche Informationen

Sie können mit den Bildmeditationen gleich anfangen. Nur Zeit sollten Sie sich nehmen, um innerlich zur Ruhe zu kommen, nach dem Meditieren wieder aus der Bilderwelt aufzutauchen und sich anschließend dem Alltagsgeschehen zuwenden zu können – mit mehr Gelassenheit und Freude.

Formulierungen, die der Seele gefallen

Um einer möglichen Irritation vorzubeugen, ist es für Sie wichtig, zu wissen, dass die Bildmeditationen zur Stimulation Ihres Unterbewusstseins in einem speziellen Sprachmodus getextet sind. Während sich die Informationen der verschiedenen Kapitel ganz normal an Ihren Intellekt richten, wenden sich die Worte der Bildmeditationen in tiefer Entspannung an das Unterbewusstsein. Da sich der rationale Intellekt stark vom sensitiven Unterbewusstsein – unserem großen Reservoir eines schlummernden Potenzials – unterscheidet, ist auch seine Art der Kommunikation anders. Mit dem logischen Intellekt vermögen wir vieles, doch kann er zum Beispiel keine tiefen Harmonisierungen oder Heilungsenergien hervorbringen.

Die Wirksamkeit der Bildmeditation wäre daher stark beeinträchtigt, wenn sich der Sprachstil an Ihren rationalen Intellekt richten würde, denn das Unterbewusstsein nimmt eine gut strukturierte, ratio-betonte und intellektuelle Sprechweise kaum auf. Wir können das Unterbewusstsein mit dem Zustand eines etwa vierjährigen Kindes vergleichen. Hier müssen die Worte einfach und klar sein, einiges sollte geduldig und sanft wiederholt werden. Wieder sind wir bei dem Thema, dass hier vor allem Bilder eindrücklich wirken. Ebenso wie ein kleines Kind nimmt das Unterbewusstsein in der Tiefenentspannung Bilder, einfache Sätze und Wiederholungen intensiv auf, es lässt daraus die wohltuenden Auswirkungen entstehen. Die bildhaften Impressionen sind daher in manchen Sätzen von Affirmationen oder Suggestionen begleitet. Diese Tiefenwirksamkeit durch Bilder in Kombination mit suggestiver Wortbildung nutzen auf ähnliche Weise sowohl die Jungsche Tiefenpsychologie als auch die klassischen Märchen mit Sprüchen und Reimen, der tibetische Buddhismus und das NLP (die psychotherapeutische Methode des »Neurolinguistischen Programmierens«). Im tibetischen Buddhismus werden die Bildimpressionen zur Intensivierung sogar als eingängige Mantren wiederholt, damit das Unterbewusstsein diese umso intensiver aufnimmt und umsetzt. Grimms Märchen haben Symbole vom großen bösen Wolf bis hin zu Frau Holles Goldregen für das brave Mädchen oft mit einprägsamen Reimen verbunden und jahrhundertelang teils fragwürdige pädagogische Prägungen begünstigt. Auf Erwachsene wirken Bilder und Suggestivsätze normalerweise nicht mehr sonderlich eindrucksvoll – es sei denn, der Erwachsene befindet sich in der Tiefenentspannung oder in Meditation! Hierin liegt das Geheimnis der Effizienz: dass wir uns in den aufnahmefähigen Level tieferer Bewusstseinsebenen sinken lassen, um empfänglich für die passenden Impulse zu sein.

Weshalb und mit welchen Bildern wir arbeiten, wurde bereits ausgiebig erläutert, aber auch Wortwahl und Satzgestaltung müssen diesem Vorgehen entsprechen. Die Bildimpressionen sind zur Intensivierung manchmal mit Wiederholungen versehen. Lesen Sie im normalen Wachzustand beispielsweise mehrfach die Zeile, Sie seien von leuchtend türkisem Wasser umgeben, mag das langatmig wirken. In der Tiefenentspannung stimuliert die Wiederholung des Adjektivs »leuchtend türkis« jedoch ein erfrischendes und befreites Gefühl, welches vom Unterbewusstsein gern und unmittelbar freigesetzt wird.

Auch die Worte selbst sind sehr bewusst ausgewählt, es sind gezielt eingesetzte Stimulanzien. Dabei ist wichtig, dass das Unterbewusstsein jedes einzelne Wort als angenehmes Stimulans empfindet, wie beispielsweise die Adjektive »leicht«, »frei«, »sonnig«, »schön«, »weit«, »duftig«, »leuchtend«, »warm«, »erfrischend«, »klar« und so weiter. Gerade die tiefere Schicht unseres Bewusstseins empfindet diese Worte als ausgesprochen wohltuend. Ihr Intellekt kann nicht viel damit anfangen, »seidigen Frieden zu atmen«, doch tiefere Bewusstseinsebenen bringen die Qualitäten der Seide – schimmernde Leichtigkeit, Zartheit etc. – mit dem Atemfluss und Ihrem Zustand in Verbindung. Das bedeutet für Sie, dass Sie in den Bildmeditationen einen bestimmten assoziativen Sprachmodus und immer wieder suggestive Wortwiederholungen vorfinden, die Sie bei der Lektüre im intellektuellen Wachzustand leicht befremden könnten. Wenn Sie diese impressionistische Sprache jedoch als die für Ihr Unterbewusstsein angemessene und verständliche Sprache akzeptieren, ist das nachvollziehbarer für Sie und der Umgang damit fällt leichter.

Ich-Form

Mit Ausnahme der Übung »Holzfällerschwung« auf Seite 21, der Loslass-Übung auf Seite 38, den Yoga-Übungen auf Seite 49 und 65 sowie der Übung »Magie des Glückslächelns« auf Seite 52, die, wie üblich, in der dritten Person erklären, welche Bewegung jeweils durchzuführen ist, sind sämtliche Meditationen in diesem Buch in der Ich-Form gehalten. So sprechen sie uns direkt auf der Seelenebene an und können im Unterbewusstsein ihre Wirkung entfalten.

Wie wende ich eine Bildmeditation an?

Vielleicht möchten Sie die Bildmeditationen direkt aus dem Buch anwenden, zumal im Text noch mehr Meditationen als auf der CD zu finden sind. Da wir selten einen begabten Vorleser verfügbar haben, können Sie den Text auf ein Speichermedium sprechen. Alternativ gehen Sie folgendermaßen vor: Machen Sie vorab eine Yogadehnung oder die entspannende Einstimmung auf Seite 14. Erst danach (!) lesen Sie die Bildmeditation, die Sie genießen möchten, einmal in aller Ruhe durch. Beim Lesen lassen Sie bereits die Bildmotive auf sich wirken und nehmen die Bilder auf. Beachten Sie auch die stimulierenden Adjektive (wie »sonnig und warm« oder »frisch und klar« oder »gleißend hell« und so weiter). Erfassen Sie Stimmung und Atmosphäre der ausgewählten Bildmeditation mit innerer Muße. Nehmen Sie dann die Ihnen angenehme Meditationshaltung im Sitzen ein oder legen Sie sich bequem hin. Nun lassen Sie die zuvor gelesene Szenerie der Bildmeditation allmählich auftauchen, improvisiert, ganz verspielt und frei von Leistungswillen. Sie dürfen mit diesen schönen Bildern einfach tagträumen. Lassen Sie sich Zeit und steigen Sie auch mit Ihrer eigenen Fantasie in die Bildimpression ein! Wenn Sie zum Beispiel mit dem »Bad im Jungbrunnen« (Seite 68) tagträumen, lassen Sie Ihre persönlichen Erinnerungen an Meeresurlaube einfließen – die Kühle des Wassers auf der Haut, den salzigen Geschmack auf den Lippen und so weiter. Träumen Sie mit dem Bild, genießen Sie es, spielen Sie damit. Vielleicht führt das die abenteuerlustigen Naturen unter uns sogar dazu, mit einem Delfin zu schwimmen und zu spielen. Beim Waldspaziergang darf Ihre Fantasie ein Eichhörnchen schwerelos von einem Ast zum nächsten springen lassen, beim Picknick im Grünen malen Sie sich vielleicht Delikatessen aus, die Sie auf der Decke verteilen. Schmücken Sie die jeweilige Bildsituation mit Ihrer Vorstellungskraft aus. Umso entspannender, erholsamer und wirkungsvoller wird die Meditation.

Welche Haltung?

Ob im Sitzen oder im Liegen – Sie sind frei in der Wahl Ihrer bevorzugten Meditationshaltung und dürfen aussuchen, was Ihnen und Ihrer jeweiligen Situation am besten entspricht. Das aufrechte Sitzen auf einem bequemen Stuhl oder einem Meditationskissen ist ebenso erlaubt wie die Liegeposition. Allerdings gibt es bestimmte Faktoren, die mehr für die eine oder für die andere Position sprechen. Möchten Sie die Meditationen zum Einschlafen oder morgens vor dem Start in den Tag nutzen? Dann können Sie dabei einfach im Bett liegen und die Meditationsbilder schläfrig genießen. Weil die Bildmeditationen tief in Ihr Unterbewusstsein sinken, entfalten manche ihre Wirkung sogar noch besser, wenn Sie sich zu liegen erlauben. Sie dürfen darüber sogar einschlafen, denn Ihr Unterbewusstsein

Meditationen auf CD und im Buch

Eine abwechslungsreiche Auswahl der Meditationen in diesem Buch finden Sie gesprochen auf der beiliegenden CD. Es sind Meditationen zu unterschiedlichen Wohlfühlthemen.
Sie können sich vertrauensvoll durch die Meditation Ihrer Wahl führen lassen. Wenn Sie sich eine Meditation aussuchen, die nur in Textform vorliegt, gehen Sie so vor, wie auf Seite 12 beschrieben.
Sie können den Zeitrahmen jeder Bildmeditation ganz flexibel gestalten: Je nach Lust kann diese zwischen zehn Minuten und einer Dreiviertelstunde dauern.

nimmt die schönen und heilsamen Meditationsbilder weiterhin auf, manchmal sogar noch intensiver als im Wachzustand.
Wenn Sie eine Meditation auf der CD beim Einschlafen hören, schenkt Ihnen das schöne Träume und einen guten Schlaf und dazu die positive Tiefenwirkung des jeweiligen Meditationsbildes. Sollten Sie morgens vor dem Aufstehen eine Meditation im Liegen genießen, vergessen Sie nicht, nochmals den Wecker zu stellen – falls Sie einschlafen.

Sitzend meditieren

Wenn Sie eine bestimmte Visualisierung gern regelmäßig und konzentriert anwenden möchten, empfiehlt sich die Sitzposition. Denn Sitzen beim Meditieren hat den Vorteil, dass die Konzentration leichter fällt und geistige Klarheit gefördert wird. Wichtig ist, dass Sie aufrecht und bequem sitzen. Das kann auf einem Meditationskissen oder auf einem gepolsterten Stuhl sein, aber auch auf einem Hocker oder Sitzbänkchen. Probieren Sie aus, in welcher Position Sie zwischen 10 und 45 Minuten angenehm verbringen können.
Wenn Sie die Meditationen im Sitzen genießen, sorgen Sie für einen ruhigen und behaglichen Ort. Vorschläge zur Gestaltung finden Sie auf Seite 15. Selbstverständlich können Sie auch in der Natur meditieren. Es ist eine wunderschöne Erfahrung. In meinem Garten liegt beispielsweise ein alter Baumstamm, auf dem ich mich an sonnigen Tagen gern mit einem Kissen zum Meditieren niederlasse.

Praktische Hinweise

Die meisten Menschen lieben es, verschiedene Meditationen auszuprobieren und gelegentlich zu wechseln. In der Experimentierphase sollten Sie maximal eine Meditation pro Tag machen. Vielleicht finden Sie schon beim ersten Lesen eine Lieblingsmeditation, die Sie über einen längeren Zeitraum praktizieren möchten; Sie können problemlos einige Wochen oder auch länger bei einer Bildmeditation bleiben. Wenn Sie sich intensiver auf eine Meditation einlassen und diese öfter machen, werden Sie feststellen, dass diese durch die Wiederholung besonders intensiv wirkt und sich sanft, aber machtvoll entfaltet. Bleiben Sie so lange bei einer Bildmeditation, wie es sich für Sie gut anfühlt. Irgendwann kommt meist der Punkt, an dem der Geist sich mit dem Gewohnten langweilt. Das merkt man an einer diffusen Unlust – dann ist es Zeit, eine andere Meditation zu finden. Wenn Sie mit einer Bildmeditation gar nichts anfangen können, sollten Sie sie auch nicht machen.

Yogahaltungen, um den Körper mit einzubeziehen

In dieses Buch habe ich auch einige Yogahaltungen mit aufgenommen. Sie machen den Körper aufnahmebereit für die mit der Meditation verbundenen Erfahrungen. Wenn Sie ohnehin regelmäßig Yoga praktizieren, können Sie im Anschluss an Ihre Übungseinheit eine Bildmeditation machen.

Einrahmung der Meditation

Um sie optimal genießen und zur Entfaltung bringen zu können, schenken wir der Meditation einen kleinen Rahmen – eine Tiefenentspannung vorher und eine kurze, erfrischende Aktivierung hinterher, die uns wieder im Alltag verankert.

Entspannende Einstimmung

Im Zustand tiefer Körperentspannung kommen Gedanken und Emotionen wohltuend zur Ruhe. Dadurch fördert die Einstimmung die Verwirklichung der heilsamen Bildimpulse.
- Ich atme tief auf.
- Die Schultern sind weich und locker.
- Die Atemluft fließt wie seidiger Duft durch die Nase ein und aus.
- Sanft hebt und senkt sich dabei meine Bauchdecke.
- Im Innenraum meines Bauches lasse ich ganz locker.
- Mit den ruhigen Atemzügen sinke ich immer tiefer in die wohlige Entspannung.
- Ich spüre den Innenraum meines Körpers von Kopf bis Fuß.
- Friedlich genieße ich mein Dasein und meinen warmen, lebendigen Körper.

Wieder ankommen im Alltag

Die Aktivierung und Erdung bildet den Abschluss jeder Meditation, um frisch und regeneriert durchzustarten, sonst könnten Ihnen Schläfrigkeit oder niedriger Blutdruck zu schaffen machen.

- Ich spüre mein Körpergewicht und die Anziehungskraft der Erde.
- Nun kreise ich mit den Füßen.
- Mehrmals spanne ich beim tiefen Einatmen die Po- und Beinmuskeln fest an und löse die Spannung ausatmend wieder.
- Dann balle ich beim Einatmen die Fäuste und spanne die Armmuskeln an, beim Ausatmen lasse ich wieder los.
- Zum Abschluss strecke ich mich und fühle mich so richtig wohl in meiner Haut.
- Mein Bewusstsein ist wach und klar.

Den Meditationsplatz schön gestalten

Es ist fürs Meditieren sehr hilfreich, wenn Sie es an einem besonderen Platz durchführen. Gestalten Sie ihn so, dass Ihnen das Herz aufgeht.

Ein Ort zum Auftanken

Wenn möglich nutzen Sie den Ort wirklich nur für Meditationen oder wenn Sie sich einfach zurückziehen und nach innen gehen wollen.

Gestaltungselemente

Was auch immer für Sie Frieden, Schönheit und Ruhe symbolisiert, ist an Ihrem Meditationsplatz gut aufgehoben: Blumen, eine Muschel oder ein Stein ... Inspirierend ist auch eine Sammlung von Kerzen auf einem Silbertablett oder ein schönes Tuch. Vielleicht strahlt eine Buddhastatue die Ruhe aus, die Sie zum Meditieren inspiriert. Womöglich entspricht Ihnen auch ein genügsam gestalteter Ort, der Ihnen gerade durch seine Schlichtheit zur Ruhe verhilft.

Die eigene Entwicklung unterstützen

Möchten Sie Ihr Selbstwertgefühl stärken? Dann stellen Sie ein Foto von sich auf. Das muss kein teures Bild vom Fotografen sein. Vielleicht haben Sie ein gelungenes Selfie, in bester Laune aufgenommen. Oder einen Schnappschuss, der Sie bei einer Tätigkeit zeigt, die Ihnen Freude macht. Empfehlenswert sind Bilder, auf denen Sie glücklich aussehen und auf denen Sie sich mögen.

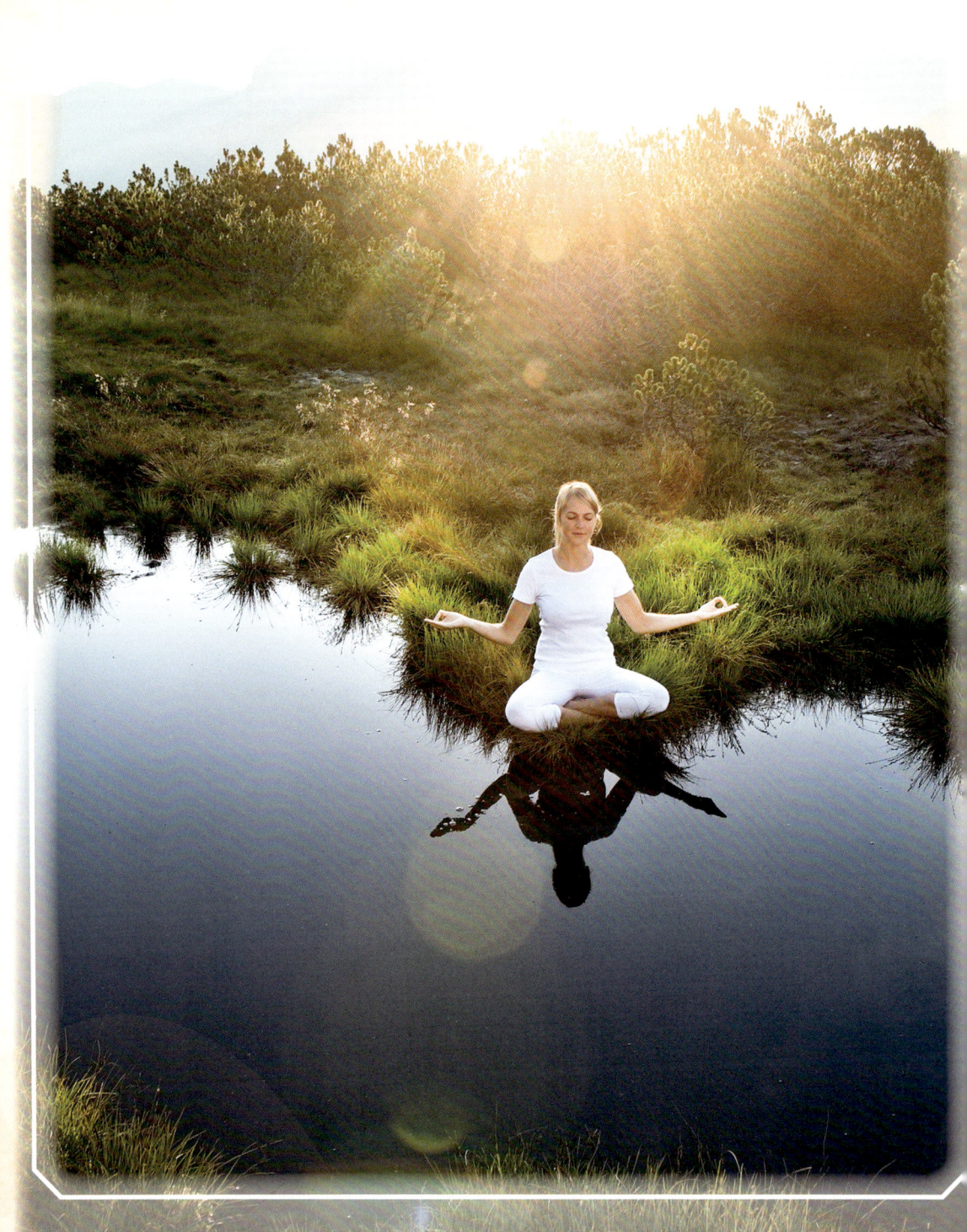

Emotionen harmonisieren

Nun können Sie sich auf die faszinierende Reise nach innen begeben. Es ist eine Reise zur Quelle des Friedens, des Glücks und jener strahlenden Seele, wie sie uns ursprünglich eigen ist. Wir kommen an in der Wohlfühloase, die wir alle im Herzen tragen. Der erste Schritt wird jetzt darin bestehen, einen emotionalen Ausgleich herzustellen und die so gewonnenen Gefühle zu kultivieren.

Innere Blockaden und eine trübe Stimmung auflösen

Unbewusste negative Denkmuster können die Vitalität und Lebensfreude erheblich drosseln. Sie ziehen Unzufriedenheit, Ängste, Frustrationen und Selbstzweifel nach sich und können bis hin zu Depressionen, Aggressionen oder Sucht führen.

•••

Wann haben Sie sich zuletzt richtig von Herzen gefreut? Oder das behagliche Gefühl genossen, wohlig-warm-zufrieden in sich zu ruhen? Ein Zustand tiefer Herzensfreude oder satter Zufriedenheit scheint für viele Menschen schwer erreichbar zu sein. Oft erliegen wir auch dem Irrtum, dafür etwas tun oder leisten zu müssen oder dass erst alle möglichen Voraussetzungen erfüllt sein sollten: »Ach, wenn meine Partnerschaft glücklicher wäre, meine Karriere erfolgreicher verlaufen würde, wenn ich mehr Geld hätte, wenn ich schlanker wäre, wenn ich mehr Freunde hätte und endlich den Traumpartner finden würde … dann wäre ich glücklich und zufrieden.« Nein, wären Sie nicht, jedenfalls nicht dauerhaft. Denn der Schlüssel zum Glück liegt woanders.

Der bewertende Blick

Unseren Gefühlen liegen stets bewertende Gedanken zugrunde. Täglich treffen wir Hunderte kaum bewusster Bewertungen. Natürlich braucht es im Leben Einschätzungen – allerdings nur in einem bestimmten Rahmen. Vor allem müssen wir diese von Zeit zu Zeit hinterfragen.

Eine kritische Sichtweise macht auch vor uns selbst nicht Halt. Wir meinen, wir sollten uns allen möglichen Optimierungsmaßnahmen unterziehen. Und schon hecken wir wieder eine »Lösung« für ein »Problem« aus, das sich doch nur in unserem Kopf abspielt. Als Folge davon, dass wir meinen, wir könnten erst glücklich sein, wenn wir dies oder jenes haben, kommt es oft zu einer unterschwelligen Anspannung und Unzufriedenheit, weil das nie endet und es in der Außenwelt immer Dinge zu verbessern gibt. Die zahllosen Wünsche und mentalen Wertungen laufen nicht nur wie ein ablenkendes Dauerprogramm im Hintergrund ab, sie bilden auch trübe Schichten auf unserem natürlichen Glückszustand – womit das Glück in weite Ferne zu rücken scheint.

Bewusst im Jetzt sein

Wir haben gelernt, dass die Verstandesaktivität das Verlässlichste und Wichtigste in unserer Lebensgestaltung sei. Doch wenn wir diese Aktivität analysieren, finden wir viele destruktive Gedankenketten, die uns eher behindern als fördern, denn wir können dann nicht fröhlich und aktiv die anstehenden Dinge erledigen. Gedanken wie »Die Kollegin hätte meine Unterlagen ruhig mit kopieren können – na, das nächste Mal bringe ich ihr keinen Kaffee mit« vermiesen uns die Laune und führen uns weg vom aktuellen Moment. Doch echte Freude kann man nur im Jetzt genießen. Um den Seelenfrieden zu fördern, geben spirituelle Lehrer die Empfehlung, den Gedankenfluss zur Ruhe zu bringen. Das ist leicht gesagt. Wer je versucht hat, frei von Gedanken zu meditieren, weiß, wie schwierig das sein kann. Manchmal scheint es, als hätte genau dann eine unsichtbare Instanz einen Startschuss abgefeuert mit dem Kommando: »Alle Gedanken preschen jetzt herbei und tanzen wie eine Horde wilder Affen in meinem Kopf herum!« So endet mancher Versuch zu meditieren in endlosen inneren Monologen.
Was also tun? Wie können wir angesichts unserer mentalen Überaktivität zur Ruhe finden und wieder die natürliche Harmonie unseres Wesens freilegen? Wie können wir friedlich leben und verliebt sein in das eigene Sein? Tief und wohlig in uns selbst ruhen? Sie ahnen es – was uns hier wirklich hilft, sind Meditationen mit inneren Bildern, die uns wieder an den Ort des Friedens in uns bringen und die Selbstliebe bestärken. Denn schon allein dadurch, dass der Geist Bilder empfängt, kommt er zur Ruhe, denn er liebt Bilder. Wie wir bereits im ersten Kapitel erfahren haben, sind Bilder die Sprache, die das Unterbewusstsein spricht und versteht. Daher absorbiert es in der tiefen Entspannung sämtliche Bilder wie ein Schwamm, um deren Inhalte so bald wie möglich zu manifestieren.

Wenn wir das Glücklichsein ständig in die Zukunft verschieben, entsteht leicht ein

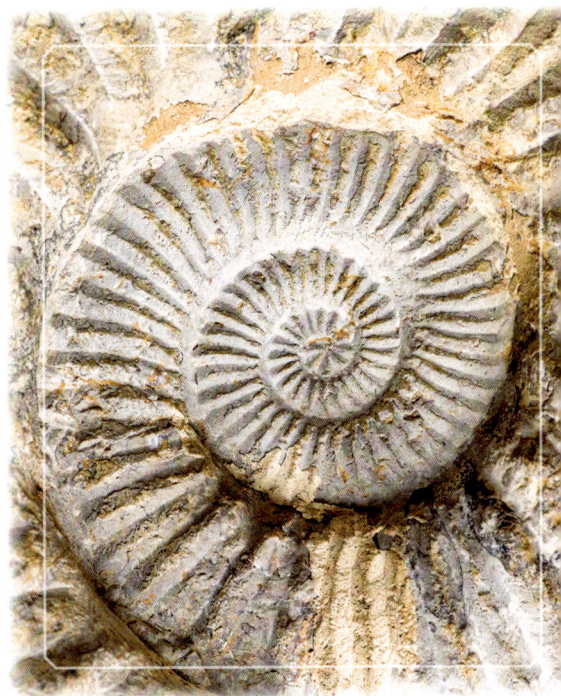

Mit den Übungen und Meditationen gelangen wir tief in die eigene Mitte.

Teufelskreis, im Zuge dessen die Anspannung steigt und das Selbstwertgefühl sinkt. Eine solch unglückliche Dynamik kann man daran erkennen, dass man versucht, sich selbst mit permanenter Anstrengung aufzuwerten, weil starke Selbstzweifel an der Persönlichkeit nagen. Die verbreitete Shoppingsucht ist ein Symptom dieser Selbstzweifel innerhalb unserer Leistungsgesellschaft. Das ersehnte Glücksgefühl und der heitere innere Frieden, an die sich jeder von uns noch vage aus frühen Kindheitstagen erinnert, stellt sich aber, wenn überhaupt, nur flüchtig ein. Dann beginnt die Suche von Neuem. Die Ergebnisse daraus können aber nicht dauerhaft »sättigen«, weil sie an der Ursache vorbeigehen.

Echte und langfristige Befriedigung finden wir hingegen, wenn wir uns mit unserem innersten Naturell verbinden – der Glücksoase tief im eigenen Herzen. Wie viel Glückspotenzial dort verborgen ist, merken wir etwa, wenn wir verliebt sind. Wir können orten, dass dieses Glücksgefühl dem eigenen Herzen entspringt und nicht dem Partner, denn sonst wären ja alle Menschen in denjenigen verliebt. Das Gute daran ist, dass unser Herz diese Glücksstimmung latent besitzt, nicht nur unter besonderen Umständen – diese aktivieren das Glückspotenzial lediglich.

Wir tun gut daran, wenn wir dafür sorgen, dass sich gar nicht erst Frust, Stress und negative Emotionen ansammeln und das Glückspotenzial überlagern. Dabei helfen die Übung »Holzfällerschwung« auf Seite 21 sowie die Meditation auf Seite 23.

Die innere Ladung loswerden

Kommen Sie gestresst oder genervt oder verärgert nach Hause, empfiehlt sich die ebenso einfache wie wirkungsvolle Übung »Holzfällerschwung«, die Sie sofort wieder lockert, die Spannung entlädt und Sie obendrein durch eine Extraportion Sauerstoff mit frischer Energie versorgt. Es ist eine sehr intensive Atemübung, die in den genannten Fällen als Erste Hilfe dient. Sie ermöglicht es Ihnen innerhalb von wenigen Minuten, eine emotionale Anspannung aufzulösen. Folgendes sollten Sie dazu noch wissen:

› Tragen Sie lockere Kleidung, damit Sie sich gut bewegen können. Wenn Sie also innerlich »geladen« nach Hause kommen, müssen Sie einfach nur dafür sorgen, dass der Bauch nicht eingeengt ist und die Arme Bewegungsfreiheit haben.

› Beginnen Sie die Bewegung immer zuerst im Zeitlupentempo, bis Sie in dem Schwung drin sind. Dann erst dürfen Sie das Tempo beschleunigen und Ihre Anspannung oder den Ärger ganz in den Abwärtsschwung geben. Alles Unangenehme oder Belastende wird damit nach unten hinausgeschleudert! Die Ausatmung wird hörbar und intensiv ausgestoßen, wie es ein wilder Samuraikrieger nicht besser fertigbrächte: »Haaahh!«

› Manchmal entlädt sich dabei unwillkürlich ein vorher unbewusster, also verdrängter Gefühlsstau. Das kann sich darin äußern, dass man plötzlich sehr wütend wird und wilde, schnelle Hackbewegungen durchführt. Wunderbar, lassen Sie das zu, seien Sie wild! Toben Sie sich beim imaginären Holzhacken richtig aus!

› Das Holzhacken können Sie, je nachdem, wie sehr Sie geladen sind, zwei bis fünf Minuten lang durchführen – so lange, bis Sie sich erleichtert fühlen.

Wenn Ihnen schwindlig wird

Durch die ungewohnt hohe Sauerstoffzufuhr bei dieser Atemübung kann Schwindelgefühl auftauchen. Das ist nichts Schlimmes, sondern zeigt nur, dass Ihr Gehirn und Ihr Körper soeben von Sauerstoff und damit verbundener frischer Energie geflutet werden! Dennoch sollten Sie bei Schwindel innehalten, bis das Schwindelgefühl aufhört. Dann können Sie fortfahren.

ÜBUNG: HOLZFÄLLERSCHWUNG

› Stellen Sie sich breitbeinig hin. Verschränken Sie die Hände ineinander und behalten Sie dies während der ganzen Übung bei. Das ist Ihre imaginäre Axt.

› Beim Einatmen strecken Sie die Arme hoch über dem Kopf nach hinten aus und holen Schwung.

› Beim Ausatmen schwingen Sie die imaginäre Axt mit einem hörbaren oder sogar lauten »Haaahh!« nach unten zwischen den Beinen durch.

› Wiederholen Sie den Vorgang mehrmals und zerkleinern Sie in Ihrer Vorstellung einen Holzscheit (= Stressfaktor) nach dem anderen.

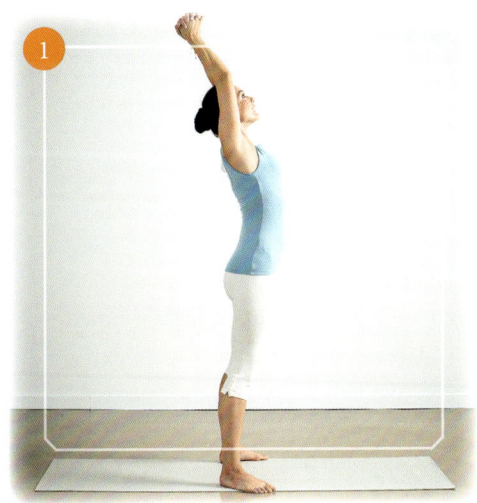
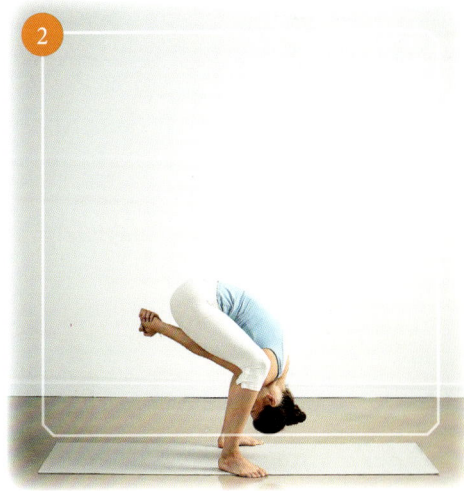

Sich von Blockaden befreien

Was wäre, wenn Sie Ihr Glückspotenzial dauerhaft und unabhängig von äußeren Umständen aktivieren könnten? Menschen, die seit Langem und regelmäßig meditieren, behaupten, dass ihnen genau das gelingt. Wenn Sie das ebenfalls fertigbringen wollen, hilft es, erst einmal alten Seelenballast zu entrümpeln. Für diese Art von inneren Aufräumarbeiten dient die reinigende Meditation »Weisheitsfeuer zur inneren Befreiung« auf Seite 23. Sie können mit ihr negative Denkstrukturen löschen und auf diese Weise eine heilsame Selbsttherapie praktizieren. Machen Sie diese Meditation, wann immer Sie sich von Ärgernissen, von traurigen Erinnerungen oder von negativen Emotionen, gleich welcher Art, bedrückt fühlen.

Aufgrund negativer Denkgewohnheiten betreiben viele Menschen eine unbewusste Selbstsabotage, was wiederum zu innerer Verkrampftheit beziehungsweise trüber Stimmung führt. Gelingt es uns, solche psychischen Knoten aufzulösen und destruktive Denkmuster zu verändern, dann erschließt uns das ganz neue Möglichkeiten. Die erste Hürde liegt jedoch darin, diese Denkmuster überhaupt erst zu entlarven, denn sie sind uns so vertraut, dass wir fest an sie glauben und sie kaum jemals hinterfragen. Aber sie wirken unterschwellig und drosseln unsere Vitalität und Lebensfreude erheblich. Doch nicht nur das – sie können Unzufriedenheit und Selbstmitleid, Frustration und Neid, Ängste und Selbstzweifel nach sich ziehen bis hin zu ohnmächtigen Aggressionen, Depressionen und sogar Süchten.

Diese Bildmeditation wirkt darauf therapeutisch und reinigt Sie auf einer tiefen Ebene von all dem, was Sie unbewusst stört und blockiert. Wenn Sie sie regelmäßig durchführen, wird sie Ihnen schon bald das ebenso befreiende wie beglückende Gefühl schenken, dass nichts Belastendes und Schweres mehr in Ihrem Unterbewusstsein lagert.

Was uns belastet

Bei der Meditation visualisieren Sie, dass Sie die folgenden oder ähnliche Glückssabotage-Faktoren in das reinigende Weisheitsfeuer werfen – und damit auflösen:

› Ich finde mich nicht gut genug.
› Das Leben hat mir übel mitgespielt.
› Bestimmte Menschen sind schuld.
› Die anderen haben mehr Glück als ich.
› Ich hasse … (jemanden oder etwas).
› Ich fürchte … (jemanden oder etwas).

Wenn Sie einen oder mehrere dieser Faktoren entlarvt haben, zeichnen Sie mit ein paar Strichen ein Symbol dafür, beispielsweise giftgrüne Tränen für Bitterkeit, glühende Kohlen für Hass, eine Schlinge, die sich um den Hals legt, für Angst und so weiter. Doch Vorsicht: Wenn Sie einem anderen Menschen die Schuld an einem bestimmten Desaster geben, dann malen Sie bitte nicht diesen Menschen, sondern das Desaster – das, was Sie belastet. Haben sich beispielsweise die Eltern in Ihrer Kindheit getrennt und Sie vermissen nach wie vor inneren Halt und Geborgenheit, dann zeichnen Sie ein Symbol Ihrer Verletzung, beispielsweise einen zerrupften Teddy oder ein zerbrochenes Herz. Lassen Sie Ihre Fantasie spielen und finden Sie Ihr ganz individuell stimmiges Bild.

In der Reinigungsmeditation lassen sich solche negativen Emotionen und Erinnerungen im »Weisheitsfeuer« auflösen.

Diese Meditation können Sie ebenfalls nutzen, wenn ein aktuelles negatives Gefühl Sie belastet und sich nicht so leicht abschütteln lässt, zum Beispiel Frustration über eine Person oder eine Situation.

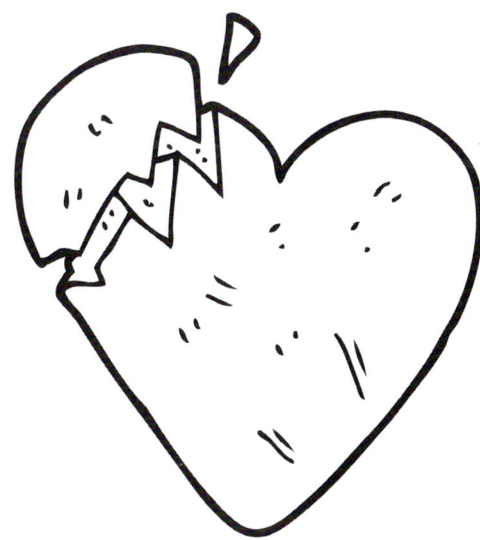

Mit wenigen Strichen können Sie ein Problem, das Sie loswerden wollen, symbolhaft skizzieren.

WEISHEITSFEUER ZUR INNEREN BEFREIUNG
▶ TRACK 1

Nehmen Sie nun Ihre bevorzugte Meditationshaltung ein oder legen Sie sich hin.

- Ich schließe die Augen. Mit ruhigen Atemzügen komme ich immer tiefer und tiefer in die Entspannung.
- Ich spüre meinen Körperinnenraum vom Kopf bis zu den Füßen.
- In meinem gesamten Bauchraum lasse ich nun ganz locker. Er ist weich und strömend warm. Tiefe Zufriedenheit breitet sich in meinem Bauch aus.
- Jetzt spüre ich das seidige Fließen des Atems in der Nase. Ganz bewusst genieße ich das Atmen, meine wichtigste Lebensnahrung.
- Ich nehme mein Dasein wahr, meinen warmen, lebendigen Körper und fühle mich wohl in meiner Haut.
- Meine Fantasie darf nun frei spielen, wie in einem Traum. Vor meinem inneren Auge taucht spielerisch ein schönes Bild mit einer indianischen Stimmung auf.
- An einem warmen Sommerabend sitze ich in der Natur, an einem strahlend hellen, warmen Feuer. Es ist ein ganz besonderes Feuer, heller als jedes normale Feuer. Es hebt sich blendend weiß gegen die tiefblaue Abenddämmerung ab.

- Ich weiß, dass dies mein Reinigungs- und Weisheitsfeuer ist. Fasziniert betrachte ich dieses besondere Feuer, das wie eine sonnenhelle Lichtfontäne in den Abendhimmel emporbrennt.
- Ich fühle mich dabei ruhig und gesammelt, erfüllt vom Zauber indianischer Weisheit und tief in Mutter Erde verwurzelt.
- Dieses machtvolle weiße Feuer wird alles auflösen oder verbrennen, was mich emotional belastet oder stört.
- Ich öffne den Zugang zu meinem Unterbewusstsein und erlaube, dass tief verborgene Störgefühle bildhaft auftauchen dürfen, sowohl negative Gefühle als auch Ängste oder Selbstzweifel.
- Mein Unterbewusstsein gibt den unangenehmen Gefühlen bestimmte Erinnerungsbilder und sichtbare Formen. Das können bleierne Gewichte sein für Sorgen oder borniger Reisig für Selbstzweifel, glitschiger Schlick für Ängste, glühende Kohlen für Wut oder ganz andere Formen …
- Ich lasse mir einen Moment Zeit, diese belastenden und unangenehmen Gefühle noch einmal kurz zu betrachten.
- Vielleicht mag ich sie auch noch einmal flüchtig erfühlen.
- Die unangenehmen Gefühlsformen, die ich loswerden möchte, liegen jetzt erkennbar zu meinen Füßen.
- Ich kann sie mit einer großen Schaufel aufnehmen. Aufrecht stehend schaufle ich diese Emotionsformen energisch ins gleißend helle Weisheitsfeuer.
- Stark und würdevoll stehe ich an meinem Feuer. Ruhig sehe ich zu, wie das Feuer diese Formen verbrennt. Ich betrachte, wie hoch es emporlodert, blendend hell und glühend heiß.
- Manches zischt oder qualmt. Oder es brodelt im Feuer. Vielleicht explodiert sogar etwas, schmilzt und verdampft. Versunken beobachte ich diesen transformierenden Prozess. Die besondere Macht dieses weißglühenden Feuers liegt darin, WIRKLICH ALLES, was man hineingibt, in seiner weißglühenden Hitze aufzulösen.
- Was ich in diese blendend weiße Glut gebe, verbrennt restlos. Alles, was mich emotional belastet hat, verglüht zu Asche.
- ICH bin dabei nun meiner selbst bewusst als Betrachter dieses Geschehens.
- Ich nehme meine Ich-Präsenz wahr. Ich spüre meine Wachheit und Bewusstheit.
- Zentriert und mit einem zufriedenen Gefühl im Bauch betrachte ich weiter den Verbrennungs- und Auflösungsprozess …
- Alle Emotionsformen sind zu pudriger Asche zerfallen. Der alte störende Ballast ist aufgelöst. Wie erlösend! Ich atme auf.
- Meine inneren Probleme sind in diesem reinigenden Prozess verwandelt worden.
- Ich fühle mich befreit von aller Enge und Belastung. Freundlichkeit mir selbst gegenüber erfüllt mich mit tiefem Glücksgefühl. Ich vergebe mir eigene Fehler und ich nehme mich liebevoll an. Ich mag mich genauso, wie ich bin. Meine Liebe zu mir selbst ist wohltuend spürbar.

- Tiefer Frieden heilt mich.
- Ich setze mich wieder an mein strahlendes Weisheitsfeuer und lasse mich davon durchlichten und durchwärmen.
- Vollkommen zufrieden ruhe ich in mir selbst. Ich fühle mich warm und geborgen in meiner Selbstliebe.
- Mit tiefer indianischer Ruhe und Weisheit betrachte ich die friedlich lodernden

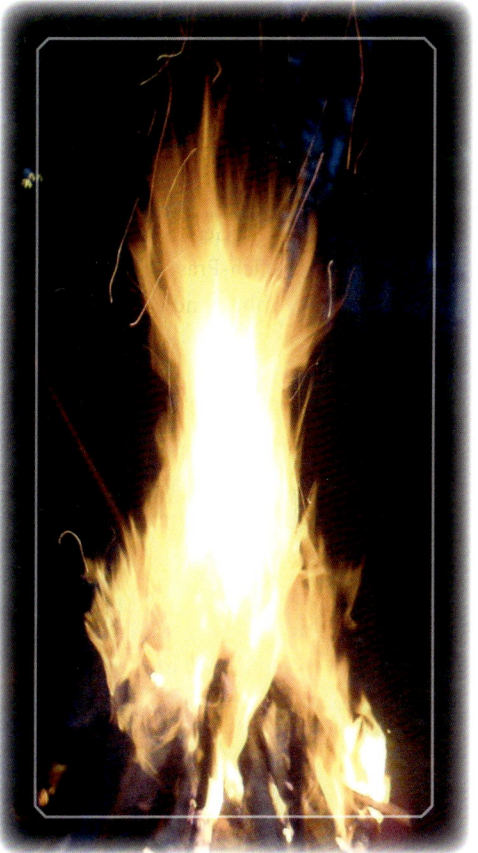

Sooft es Ihnen guttut

Führen Sie diese Reinigungsmeditation durch, wann immer es sich für Sie gut anfühlt. Verspüren Sie kein inneres Bedürfnis danach oder haben Sie keine Lust darauf, so ist das eine klare Äußerung Ihres Unterbewusstseins. Entweder ist dann schon alles momentan Belastende bereinigt oder es reicht fürs Erste.

Flammen. Ich bin der stille und friedvolle Beobachter dieses Geschehens.
- Diesen inneren Frieden und mein klares Ich-Bewusstsein bringe ich mit, wenn ich den Körper wieder aktiviere.
- Tief zufrieden und mit großer Klarheit lasse ich jetzt meine Wahrnehmung wieder hier in der äußeren Situation eintreffen. Ich fühle meinen warmen lebendigen Körper. Bewusst nehme ich die Schwerkraft wahr, die mich trägt, und die Erde, die mich trägt.
- Ich bin selbst-bewusst, wach und klar.

Emotionsmanagement

Normalerweise hinterfragen wir auftauchende Gefühle nicht. Bei positiven Gefühlen wie Freude und Begeisterung mag das in Ordnung sein. Doch wenn Ärger oder Wut auftauchen, stellt sich die Frage, ob wir das einfach hinnehmen sollten, obwohl es uns offensichtlich nicht guttut.

Sie mögen jetzt denken: »Ich habe das Recht, zu fühlen, was immer ich gerade fühle.« Aber sicher! Jeder hat jederzeit das Recht, sich zu ärgern. Und das Recht, zu leiden. Die Frage ist nur, ob es sinnvoll ist, sich solchen Gefühlen hinzugeben.

Strategien im Umgang mit Gefühlen

Wir verfügen über eine nicht unbeträchtliche emotionale Energie. Wie wäre es, wenn wir die für ein glückliches Lebensgefühl nutzen könnten?! Doch wie geht man mit negativen Gefühlen um? Hier sind fünf Strategien, die Sie für sich anwenden können, um solche Gefühle im Akutfall rasch loszuwerden. Diese Strategien werden das jeweilige Gefühl weder unterdrücken noch verdrängen, sondern innerhalb kurzer Zeit auflösen.

1. Die Emotion ausleben

Dies ist die naheliegendste und natürlichste Version. Bei Traurigkeit weinen Sie ungehemmt in ein Pfund Papiertaschentücher. Oder schreiben Sie Ihren Kummer auf. Haben Sie Wut im Bauch, dann rennen Sie mit dieser wilden Kraft spontan um den Block oder durch den Wald, so schnell Sie können, in einem Tempo, das Sie atemlos macht. Schlagen Sie mit einem Kissen auf den Sessel. Brüllen Sie (in einem Umfeld beziehungsweise in einem Moment, in dem Sie niemand hört). Reagieren Sie sich ab, ohne dass jemand Schaden nimmt.

Sobald die Intensität des Gefühls abebbt, kuscheln Sie sich mit einem heißen Kakao in Ihre Sofaecke und schenken sich Liebe und Verständnis. Umarmen Sie sich. Spüren Sie Mitgefühl mit sich, kein Mitleid. Kommen Sie zur Ruhe und lassen Sie sich tief in sich selbst hineinsinken. Denken Sie an die Flüchtigkeit und Veränderlichkeit von Emotionen.

2. Atmen und zentrieren

Ziehen Sie sich an einen ruhigen Platz zurück. Lassen Sie sich in eine tiefe Entspannung sinken und nehmen Sie nur den eigenen Atem wahr. Zentrieren Sie sich, indem Sie der Emotion Ihr intensives Selbstgewahrsein entgegensetzen: »Ich bin ich. Ich nehme mich wahr. Ich fühle meinen Körper vom Scheitel bis zu den Fußsohlen.« Kommen Sie zur Ruhe, auf der körperlichen und seelischen Ebene. Seien Sie Ihrer selbst gewahr und lassen Sie alles andere für den Moment verblassen. Seien Sie pures, waches Bewusstsein, wie ein Auge des Orkans im Sturm der Emotionen.

3. Die akute Emotion loslassen

Stellen Sie sich vor, Ihr momentanes Gefühl ist nichts als eine Anstrengung, von der Sie gern frei wären. Beschließen Sie, diese Anstrengung loszulassen und diese einfach auszuatmen. Inszenieren Sie zu diesem Loslassen eine Anspannungs- und Entspannungsbewegung: Spannen Sie mit einem tiefen langen Einatmen durch die Nase alle Muskeln in Ihrem Körper fest an: Ballen Sie die Fäuste. Aktivieren Sie Ihre Bauch-, Rücken-, Po- und Beinmuskeln. Beißen Sie sogar die Zähne zusammen. Lockern Sie dann mit dem Ausstoßen des Atems durch den Mund jegliche Körperspannung und lassen Sie die Emotion fallen. Fühlen Sie sich »weich wie gekochte Spaghetti«. Wiederholen Sie das Anspannen und Entspannen mehrmals hintereinander, bis sich das Gefühl verflüchtigt hat.

4. Alchemie der Gefühle

Wenden Sie sich einer anderen Emotion zu. Setzen Sie dem Gefühl, das Sie gerade plagt, ein gegensätzliches Gefühl entgegen. Damit nutzen Sie pure Alchemie. Wählen Sie zum Beispiel Dankbarkeit als »Gegengift«. Wenige Emotionen wirken so heilsam und harmonisierend wie Dankbarkeit (weshalb ich ihr in diesem Buch ein eigenes Kapitel gewidmet habe – siehe Seite 34). Überlegen Sie, wofür Sie in Ihrem Leben dankbar sind. Was für Sie im vergangenen Monat gut gelaufen ist. Wofür Sie heute dankbar sein könnten. Für Gesundheit? Einen akzeptablen Job? Einen schönen Garten? Einen hilfsbereiten Freund? Vieles, was wir für selbstverständlich halten, ist es gar nicht.

5. Humor

Humor ist von unschätzbarem Wert. Glücklich, wer darüber verfügt! Selbstverständlich empfiehlt sich diese Strategie nicht, wenn der Auslöser der Emotion ein tragisches Ereignis ist. Aber wenn es zum Beispiel der Ärger über den Kollegen ist oder die Ungeduld in der Einkaufsschlange, kann es sehr befreiend sein, die Humorstrategie anzuwenden: Haben Sie jemals versucht, einen Comic über sich und Ihr akutes klägliches Ereignis zu zeichnen – oder es sich zumindest als Comic vorzustellen? Betrachten Sie sich selbst aus der Vogelperspektive – in dem Wissen, wie klein und relativ alles ist, was Sie da umtreibt. Wie oft verleihen wir Dingen eine übertriebene Bedeutung! Ziehen Sie sich mit Ihrem persönlichen kleinen Drama doch einmal selbst durch den Kakao. Auch »mittelgroße« belastende Gefühle können Ihnen so einen Hauch von Selbstironie, ein kleines Schmunzeln entlocken.

ERFRISCHENDE QUELLE MIT FUNKELNDEM WASSER

Diese tiefenwirksame Bildmeditation befreit von jeder Art Stress, regeneriert und schenkt inneren Frieden. Nehmen Sie nun Ihre Meditationshaltung ein oder legen Sie sich hin. Lassen Sie sich in tiefe Entspannung sinken.

- Ich finde mich an einem sonnigen Frühlingsmorgen auf einer saftig grünen Almwiese in den Bergen wieder.
- Die Morgensonne durchwärmt mich und ich fühle mich voller Energie. Es ist warm und ich trage weiße luftige Kleidung, die meinen Körper locker umfließt. Mit nackten Füßen laufe ich über das weiche Gras. Barfuß laufe ich über die saftige Wiese mit den bunten Blumen. Das Gras unter meinen Füßen ist weich. Die Frische dieses Frühlingsmorgens funkelt als Morgentau im Gras wie Abertausende aufblitzende Diamanten. Erfrischend benetzt er meine Fußsohlen.
- Vor mir erhebt sich ein majestätischer Fels. Diesem Steinfelsen entspringt in großer Höhe ein schmaler, weißer Wasserfall.
- Dort möchte ich hin! Ich laufe darauf zu und erreiche bald die sprühende Gischt dieses Wasserfalls. Darin sehe ich einen Regenbogen aufleuchten. Wie schön die zarten, leuchtenden Regenbogenfarben schimmern!
- Dabei weht mir ein feiner Wasserschleier entgegen. In der warmen Morgensonne legt sich dieser feine Nebelhauch kühl auf mein Gesicht. Wie erfrischend sich der hauchzarte Wasserschleier anfühlt!
- Ich hocke mich an den Fuß des sprudelnden Wasserfalls. Ein steinernes Becken fängt das herabströmende Wasser auf. Auf dem Grund dieses Wasserbeckens tanzen goldene, sonnige Lichtreflexe.
- Aus diesem überquellenden Becken entspringt ein kleiner Gebirgsbach und strömt aus dem Becken hinaus. Silbrig und glucksend fließt er zwischen ein paar moosbewachsenen Felsbrocken zum Tal hinab.
- Ich schöpfe eine Handvoll des reinen Quellwassers, nehme einen Schluck und benetze mein Gesicht mit dieser klaren Frische. Kleine funkelnde Tropfen sammeln sich in meinen Wimpern, und wenn ich blinzle, sehe ich das Sonnenlicht in den Wimperntropfen schimmern. Die Kühle erfrischt meine Augen.
- Ich setze mich auf einen moosbewachsenen Stein und gebe das, was mich innerlich noch belastet, der strömenden Quelle mit. Alles trägt sie mit sich fort und befreit mich davon. Was immer ich an innerem Druck noch mit mir herumtrage, gebe ich aufatmend in das klare Strömen des Bachs.
- Ich fühle mich bis ins tiefste Innere gereinigt und befreit. Ein sonniges Gefühl durchstrahlt meinen Herzraum wohlig warm.
- Zufrieden ruhe ich in mir selbst.

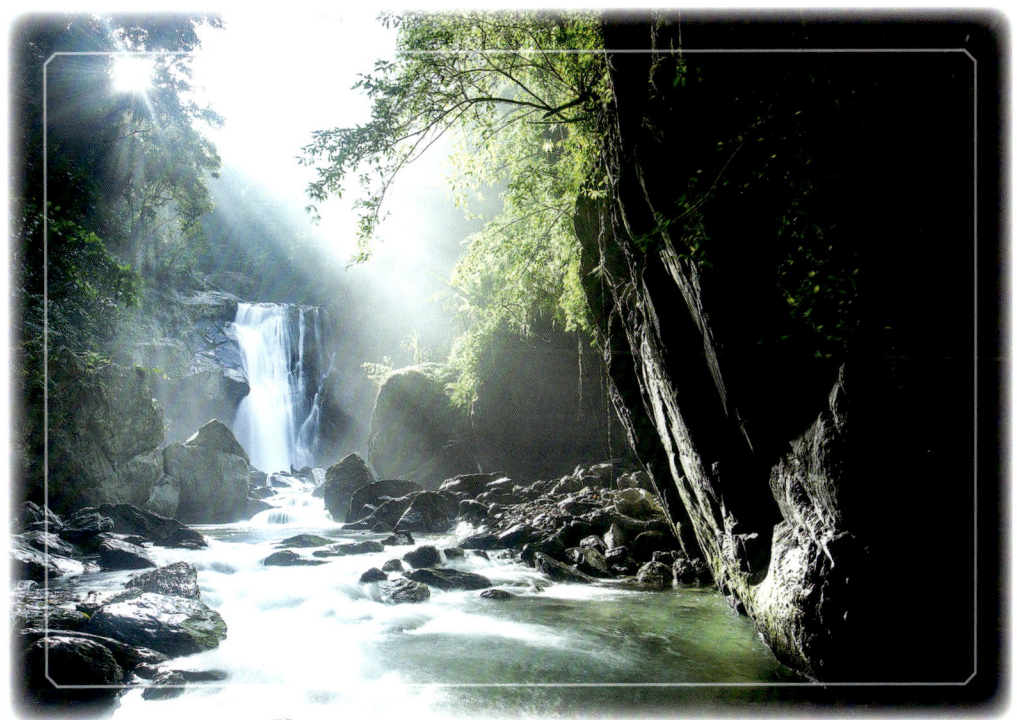

> Jetzt laufe ich noch ein Stück am klaren Bach entlang, der in der Morgensonne funkelt. Die Luft ist herrlich klar und ein frischer Wind weht meine Haare aus dem Gesicht. Mein Körper fühlt sich warm und lebendig an. Weich wie Seide fließt meine Kleidung über meine Haut.

> Wie gut ich mich fühle! Ich spüre wieder die Freiheit und Leichtigkeit meiner frühen Kindheitstage … meine »Kindheitsfrische«. Ich habe Lust, zu springen, zu lachen, zu laufen und meine Arme auszubreiten. Mich befreit nach oben zu recken und den Himmel zu umarmen. Ich fühle mich gut. Ich liebe meine Lebendigkeit!

> Glücklich und frei komme ich jetzt mit meiner Aufmerksamkeit wieder in der äußeren Umgebung an. Mein Wohlbefinden, die Leichtigkeit und die innere Frische bringe ich mit.

> Ich spanne die Muskeln der Beine und der Arme und löse die Anspannung wieder. Genussvoll recke und strecke ich mich. Mit ein paar tiefen Atemzügen kommt meine Aufmerksamkeit wieder ganz in der äußeren Situation an.

IM GRAND CANYON

Mit dieser Bildmeditation tauchen Sie auf aus Ihrem normalen Alltag und erleben emotionale Klarheit, Souveränität und Freiheit. Nehmen Sie Ihre Meditationshaltung ein oder legen Sie sich hin.

> Ich entspanne mich mit ruhigen Atemzügen immer tiefer und tiefer. Sanft fließt mein Atem bis in den Bauchraum hinab. Tiefe Zufriedenheit breitet sich in meinem Bauch aus. Jetzt spüre ich das seidige Fließen des Atems in der Nase. Ich nehme den Innenraum meines Körpers wahr. Nun darf meine Fantasie frei spielen …

> Am Fuß einer Schlucht des Grand Canyon liegt die Trailstation, die kleine Blockhütte der Bergwanderer, von der aus ich aufbreche. Die anderen dort winken mir zu und wünschen mir eine gute Wanderung. Mit Rucksack und in Bergsteigerkleidung mache ich mich auf den Weg zu einem Hochplateau. Es ist frühmorgens, ich habe Wasser und Proviant dabei.

> Der Weg auf rötlicher Erde führt mit langsamer Steigung aufwärts. Neben mir erhebt sich eine hohe rostrote Felswand. Eine gewundene, steinige Stiege führt hinauf. Ich höre den erdigen Boden unter meinen Füßen knirschen. Ich nehme meinen Atem wahr.

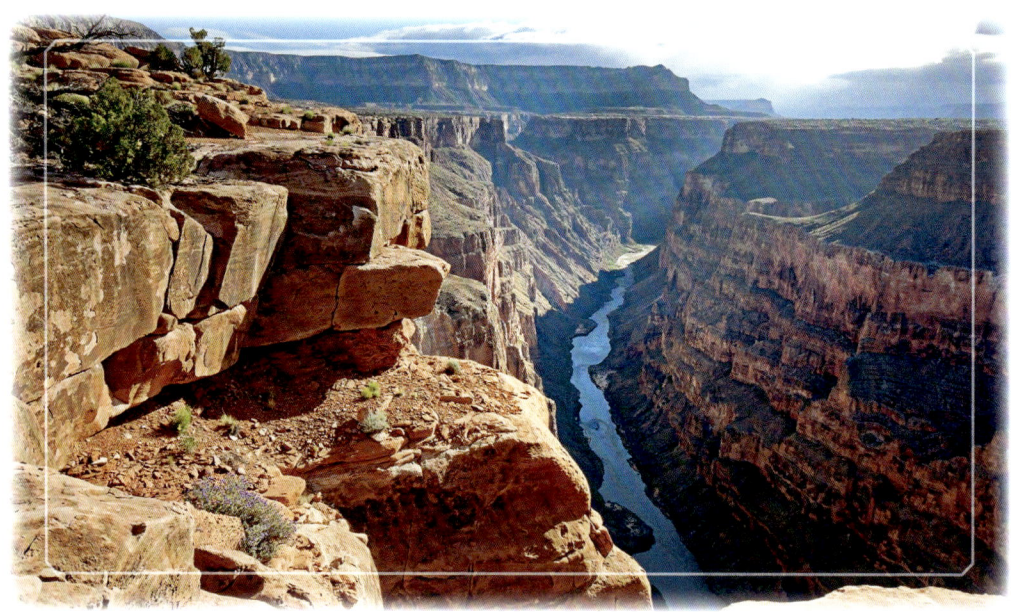

EMOTIONSMANAGEMENT

- Schritt für Schritt wandere ich weiter … und gelange immer höher. Mir ist warm. Steile orangerote Steinblöcke ragen neben mir empor.
- Das Gipfelplateau kommt in Sicht. Bald habe ich es geschafft. Ich halte durch.
- Die letzten Schritte liegen vor mir. Ich muss über einige Felsen hinaufklettern.
- Jetzt habe ich es geschafft! Ich bin auf dem Hochplateau angekommen. Gleißendes Sonnenlicht empfängt mich.
- Mein Körper ist durchglüht von der Anstrengung und erleichtert lasse ich den Rucksack von den Schultern gleiten. Endlich frei von dem schweren Ballast!
- Die Aussicht ist atemberaubend schön. Mein Blick schweift über die majestätischen orangegoldenen Gipfelplateaus des endlos weiten Canyons.
- Tief unter mir schneidet eine tiefe Schlucht die Hochplateaus auseinander. Und ganz unten schimmert der Colorado River in leuchtendem Blau. In schimmernden Bögen windet er sich durchs Canyontal.
- Durstig nehme ich eine Wasserflasche aus dem Rucksack und trinke sie langsam und genussvoll aus, Schluck für Schluck. Eine weitere Flasche des herrlich erfrischenden Wassers gieße ich mir über Stirn und Augen. Wie angenehm kühl! Ich stehe leicht und frei auf dem orangegoldenen Hochplateau, als könnte ich fliegen!
- Endlos weiter blauer Himmel erstrahlt über all den endlosen orangeroten Gipfeln, die im Sonnenschein golden aufglühen.
- Ich atme diese strahlend blaue Weite und Klarheit des Himmels in meinen Brustraum. Die klare frische Luft atmet sich wie pures Lebenselixir. Ich genieße das.
- Die Sonne durchflutet mich mit ihrem gleißenden, lebenspendenden Licht.
- Hoch über den Plateaus segelt ein Kondor mit weit ausgebreiteten Schwingen. Er zieht elegante Kreise im leuchtenden Himmel, dann gleitet er würdevoll weiter.
- In dieser klaren Höhe nehme auch ich meinen Überblick bewusst wahr. Mein Kopf ist wunderbar frei und klar.
- Fest verwurzelt in der Erde stehe ich in dieser luftigen Höhe auf dem Hochplateau, im goldenen Sonnenlicht, umstrahlt vom weiten blauen Himmel. Meine Erdverbundenheit schenkt mir Ruhe und Kraft.
- In meinem Bauch breitet sich ein erlösendes Gefühl von tiefem Friedens aus.
- Nun bin ich aufgetankt mit diesem Bewusstsein der Klarheit und Weite. Frei von Ballast mache ich mich leichtfüßig an den Abstieg.
- Die Felsen um mich herum glühen im goldenen Orange der Abendsonne.
- Schließlich gelange ich wieder zurück zur Trailstation und den freundlichen Menschen, die mich herzlich begrüßen und sich freuen, mich wohlbehalten wiederzusehen.
- Aufgeladen mit guter Laune und frischer Energie richte ich meine Aufmerksamkeit wieder auf die äußere Situation. Behaglich aktiviere ich den Körper und strecke mich.

Innerer Frieden und Gelassenheit

In den letzten beiden Kapiteln ging es darum, sich innerlich von Belastendem und Blockierendem zu befreien. Auf der Basis dieses reinigenden Effekts können Sie mit den folgenden Meditationen zu mehr Ruhe und Ausgeglichenheit finden. Und ganz im Hier und Jetzt ankommen.

Die meisten Menschen haben die irreführende Tendenz, Stille und Frieden auf einen Zeitpunkt in der Zukunft zu verschieben, wenn alles geregelt und erledigt ist. Wenn alle Wünsche befriedigt und alle Probleme gelöst sind. Doch selbst wenn wir je an diesen Punkt gelangen könnten, wäre ein solcher Zustand langweilig. Tatsächlich gehen Frieden, Gelassenheit und innere Stille viel eher mit dem inneren Loslassen einher und damit, die Emotionen zur Ruhe kommen zu lassen.

Bei sich selbst ankommen

Stille und Frieden können sich dann einstellen, wenn wir innerlich gelassen sind. Ein Zuviel an Wünschen, Wollen und Streben kann zu einem chronischen Geisteszustand werden, der innere Ruhe grundsätzlich verhindert. Ständig wollen wir uns und unsere Umstände optimieren, immer in der Hoffnung, noch etwas Besseres zu erreichen. Und so verlieren wir unbemerkt die zufriedene Gelassenheit, die naturgemäß da wäre, könnten wir nur einfach einmal wirklich bei uns selbst sein. »Glück ist deine Natur. Es ist nichts falsch daran, nach Glück zu streben. Falsch ist nur, es außen zu suchen, während es innen zu finden ist.« Dieser Satz stammt von dem indischen Weisen Ramana Maharshi. Im Stress und in der Hektik des Alltags ist das aber gar nicht so leicht. Unsere Aufmerksamkeit richtet sich dauernd nach außen, die vielen Eindrücke lenken uns von unserem Innenleben ab. Doch es gibt eine wunderbare Möglichkeit, um wieder bei uns selbst anzukommen: Dazu können wir den Körper als »Fahrzeug« nutzen. Denn wenn sich die Muskeln tief entspannen und das Nervensystem zur Ruhe kommt, entsteht ganz von selbst eine wohlige, entspannte Zufriedenheit. Der eigene Atem bietet den Schlüssel, um den Seelenfrieden auf einfache Art wiederzufinden, denn jeder Atemzug führt uns zu uns selbst zurück.

FRIEDEN ATMEN

Bei dieser Meditation lassen Sie sich vom eigenen Atem immer tiefer in wohligen Frieden leiten. Gerade wenn man sich gestresst fühlt, wirkt »Frieden atmen« zutiefst beruhigend und regenerierend. Über den Atem finden Sie friedlich zu sich selbst zurück. Wenn Sie wollen, können Sie damit entspannt in den Schlaf sinken. Nehmen Sie also Ihre Meditationshaltung ein oder legen Sie sich hin.

› Mit einem tiefen Aufatmen lasse ich die Schultern ganz locker. Mein Gesicht ist entspannt. Meine Augenbrauen gleiten auseinander. Die Stirn ist frisch und kühl. Auch die kleinen Muskeln rund um meine Augen sind nun ganz gelöst.

› Meine Arme sind locker und wohlig schwer. Auch meine Beine sind locker und entspannt. Mit einem weiteren tiefen Aufatmen lasse ich die restliche Anspannung im Bauch los. Mit jedem Atemzug wird mein Bauch weicher und lockerer.

› Ich komme mit meinen Gedanken ganz bei mir selbst an. Ich mag es, mich zu spüren, mein Dasein wahrzunehmen. Ich genieße es, meinen Körper so gelöst und entspannt zu erleben.

› Jedes Ausatmen ist ein tiefes Loslassen, ein Sich-sinken-Lassen.

› Ich atme wohligen Frieden. Jedes Einatmen durchweht mich wie seidiger Wind.

› Jedes Ausatmen lässt mich noch tiefer in warmen, weichen Frieden sinken.

› Ich atme so genussvoll, als sei Luft ein köstlicher Nektar. Ein Nektar, der nach Frieden duftet und mir Frieden schenkt.

› Mit jedem Atemzug atme ich diesen seidigen Frieden, der immer tiefer und tiefer wird. Dieser Frieden erlöst alles Denken und lässt mich wie in weiche weiße Watte sinken.

› Einfach atmen ist so schön und befreiend. Ich schwelge in meinem friedlichen Dasein. Es ist schön, einfach ich zu sein. Ich spüre nur noch mein friedliches Atmen. Seidig sanftes Fließen, weich und friedlich.

› Wunderbar zufrieden komme ich nun wieder mit meiner Aufmerksamkeit in der äußeren Situation an. Mein Körper ist lebendig und warm. Ich recke und strecke mich behaglich. Mit ein paar tiefen Atemzügen bin ich wach und erfrischt.

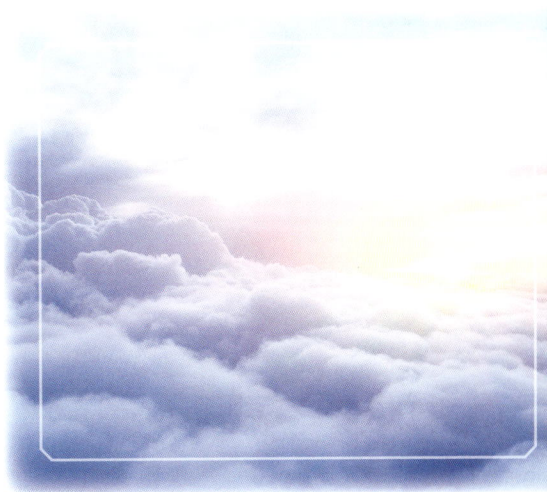

Einfach dankbar sein

Wenige Gefühle rufen eine so tiefe Zufriedenheit und Ausgeglichenheit hervor wie das Gefühl der Dankbarkeit. Die Medien versuchen ständig, uns irgendwelche Optimierungen einzureden, was Erfolg, Status, Lifestyle oder Aussehen betrifft. Daraus resultieren Unzufriedenheit, Neid und Wettstreit um diese »Werte« und wir befinden uns viel zu oft im Zustand des Strebens, nicht in dem des Seins.

Der natürliche Zustand von Zufriedenheit und Ausgeglichenheit bleibt beim chronischen Optimieren auf der Strecke. Doch ein wirksames Gegengift zu solchem unbewussten Getriebensein liegt schlicht und einfach in der Dankbarkeit.

Die Geschenke des Lebens

Es ist eben gerade nicht der Sechser im Lotto, den wir erst haben müssen, um dankbar zu sein. Schon die einfachsten Dinge können uns mit Dankbarkeit erfüllen. Wir müssen nur die Augen offen halten. Vieles erscheint uns selbstverständlich – doch bei näherer Betrachtung ist es das gar nicht.

Eine insgesamt akzeptable Gesundheit bietet uns einen guten Grund für Dankbarkeit, ein finanzielles Auskommen, ein liebes Haustier, kleine Freundlichkeiten von anderen Menschen, die Blumen im Garten, ein schönes Event, etwas, das uns zum Lachen bringt, Freiheiten, die wir uns nehmen können. Die Liste lässt sich fortsetzen.

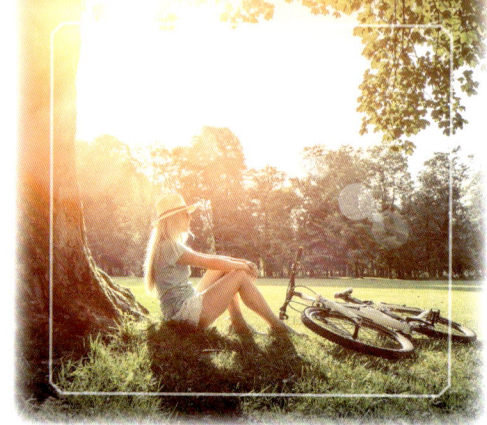

Das Leben bietet viele schöne Momente. Genießen wir sie einfach dankbar!

Es war einmal …

… eine weise Frau, die verließ niemals das Haus, ohne sich zuvor eine Handvoll Kaffeebohnen in die rechte Tasche zu stecken. Sie nahm sie mit, um die schönen Momente des Tages bewusster wahrnehmen und zählen zu können. Für jede positive Kleinigkeit, die sie tagsüber erlebte – einen fröhlichen Plausch auf der Straße, das Lachen von Kindern, ein köstliches Mahl, einen schattigen Platz in der Mittagshitze, ein Glas guten Weins, eine duftende Blume –, für alles, was die Sinne und das Herz erfreute, ließ sie eine Bohne von der rechten in die linke Hosentasche wandern. Manchmal waren es zwei oder drei Bohnen! Abends saß sie dann zu Hause und zählte die Bohnen aus der linken Hosentasche. Sie erinnerten sie daran, wie viel Schönes ihr an diesem Tag widerfahren war, und freute sich darüber. Und selbst wenn sie bloß eine Bohne zählte, betrachtete sie den Tag als gelungen. Es hatte sich gelohnt, ihn zu leben, und sie schlief zufrieden und dankbar ein.

GLÜCK AUF EINER SOMMERWIESE

Diese Meditation versetzt Sie in die glückliche Stimmung der Dankbarkeit und der Freude an scheinbaren Selbstverständlichkeiten. Sie schenkt Ihnen Zufriedenheit und gute Laune. Nehmen Sie Ihre Meditationshaltung ein oder legen Sie sich hin.

- Ich entspanne mich mit ruhigen Atemzügen immer tiefer und tiefer. Vom Kopf bis zu den Füßen spüre ich meinen Körperinnenraum. Meinen Bauch lasse ich nun ganz locker. Tiefe Zufriedenheit breitet sich in meinem Bauch aus.
- Bewusst genieße ich, zu atmen. Mein Atem ist meine wichtigste Lebensnahrung.
- Ich »trinke« die Atemluft wie köstlichen Duft. Mit diesen tiefen Atemzügen werde ich meiner selbst gewahr.
- Ich spüre und genieße mein Dasein, meinen warmen, lebendigen Körper und ich fühle mich wohl in meiner Haut. Entspannt und friedlich lasse ich nun meiner Fantasie freien Lauf.
- An einem schönen Sommertag radle ich mit einem gut gefüllten Picknickkorb ins Grüne, zu einer schönen blühenden Wiese. Die Sonne scheint warm. Der sanfte Sommerwind weht mir die Haare aus dem Gesicht und ich spüre ein Lächeln in meinem Herzen.
- Ich radle hinunter zum Bach, der von hohen, alten Bäumen umsäumt ist. Hier bin ich mit lieben Menschen zu einem Picknick im Grünen verabredet. Mein Rad lehne ich an den alten Stacheldrahtzaun, neben dem ich Zugang zu dieser saftigen Wiese habe. Ich nehme den Picknickkorb mit und setze alles neben dem glucksenden Bach ab.
- Hier breite ich die Picknickdecke aus und drapiere liebevoll all die vielen Leckereien darauf.
- Von fern nähern sich bereits meine Lieben mit fröhlichen Rufen. Ich winke ihnen zu und spüre eine tiefe Lebensfreude.
- Wie gut es mir doch geht! Ich bin gesund und habe alles, was ich brauche. Ein Dach über dem Kopf, genug zu essen, eine Portion Freiheit und Menschen, die ich von Herzen mag.
- Ich nutze diesen glücklichen Moment, um dem Himmel einmal für all das zu danken, was mir sonst so selbstverständlich vorkommt. Kurz überlege ich, ob mir fünf Dinge einfallen, für die ich dankbar bin. So viel Gutes in meinem Leben!
- Das zu fühlen wirkt wie ein kleiner warmer Sonnenaufgang in meinem Herzen.
- Schon sind meine Lieben bei mir angelangt und kommen lachend auf mich zu. Wir umarmen uns herzlich und ich freue mich, dass es sie gibt. Und ich freue mich, dass es mich gibt.
- Heiter und zufrieden tauche ich mit meiner Aufmerksamkeit wieder in meiner äußeren Situation auf. Behaglich recke und strecke ich mich.

Klarheit finden und einen kühlen Kopf bewahren

Zu innerem Frieden und Gelassenheit gehören auch geistige Klarheit und ein kühler Kopf. Sei es, dass man vor Ärger in Grübeleien versinkt oder vor lauter Wut gar nicht mehr weiß, wo rechts und links ist – solch emotionaler Aufruhr steht der Gelassenheit im Weg. Genauso wenig ist es dienlich, wenn man äußerlich ruhig bleibt, während es innerlich brodelt. Eine brauchbare Erste Hilfe besteht darin, zunächst dessen gewahr zu werden, dass man gerade dabei ist, in einen aufgeregten oder bekümmerten Zustand überzuwechseln – um es dann mit ein paar Stichworten kurz zu notieren. So erhellt man die Situation durch wahres Selbst-bewusst-Sein. Darüber hinaus schenkt man sich auf diese Weise eine liebevolle Zuwendung und erzeugt Distanz zum Geschehen.

Je nach Situation können Sie unter die Notizen einen kurzen hilfreichen Rat für sich selbst schreiben. Falls Sie die Möglichkeit haben, sich jetzt eine kleine Auszeit zu nehmen, um sich zu entspannen und bewusst zu atmen, umso besser. Diese Strategie sorgt nicht nur für eine Entschärfung der momentanen Situation – sie trainiert das Gewahrsein auch für die Zukunft. Hat man erst Distanz gefunden und ist ruhiger geworden, ist ein konstruktives, souveränes Verhalten mit kühlem Kopf möglich. Die folgende Meditation ist ganz speziell für diese innere Abkühlung und Distanzierung konzipiert.

FUNKELNDER RAUREIF IM MONDSCHEIN
▶ TRACK 2

Nehmen Sie Ihre angenehme Meditationshaltung im Sitzen ein.

› Ich entspanne mich mit ruhigen Atemzügen und lasse meine Fantasie spielen. Wie im Traum finde ich mich an einem klaren Märzabend wieder. Es ist noch einmal frostig kalt geworden. Warm angezogen mache ich einen Spaziergang durch die Natur. Tiefblaue Dämmerung umgibt mich.

› Ich wandere durch eine frische, grün schimmernde Wiesenlandschaft. Meine Schritte knirschen leise auf dem erdigen alten Weg, der durch die Wiesen führt.

› Mit jedem Ausatmen sehe ich die dunstige Nebelfahne meines Atems in die kalte Nachtluft hinauswehen. Genussvoll atme ich die herrlich klare, frische Luft. Jeder Atemzug durchweht meinen Brustraum mit kühler Frische. Mein Brustraum fühlt sich weit und frei an.

› Der Vollmond geht über den grün schimmernden Hügeln auf und ich blicke hinauf in den nachtblauen Himmel. Ich sehe die Sterne am klaren Nachthimmel funkeln.

› Mein Kopf ist kühl und frisch und klar. Kein Denken mehr, kein Wollen, einfach ICH sein, mich selbst fühlen, ruhig und klar. Und warm in meiner Mitte zentriert.

INNERER FRIEDEN UND GELASSENHEIT

› Ruhig und friedvoll spaziere ich den Weg entlang hinab zum Tal, durch den ein Bach fließt, von hohen alten Bäumen umsäumt.

› Was ist das für ein geheimnisvolles Funkeln unten im Gras? Ich beuge mich hinab und sehe, dass die zahllosen Grashalme und einzelnen Blättchen von weißem Raureif bedeckt sind. Von einer hauchzarten funkelnden Schicht, die an den Rändern dichter wird. Ein fragiles, zauberhaftes Kunstwerk, wie es kein Goldschmied je fertigbringen könnte. Abermilliarden winziger Raureifkristalle glitzern im Mondlicht wie feinste Diamanten!

› Ich hocke mich hin, um das Glitzern in Ruhe zu betrachten. Das Mondlicht spielt mit den winzigen Diamantkristallen und verwandelt die ganze Wiese in ein Meer weiß glitzernder Grashalme und Blättchen. Ich bin wie verzaubert von dieser magisch funkelnden Schönheit.

› Die funkelnde Wiese scheint auf die funkelnde Schönheit der Sterne zu antworten.

› Inmitten dieser mondlichtglitzernden Schönheit finde ich tief zu mir selbst.

› In tiefer Gelassenheit und innerer Sammlung spaziere ich weiter. Ich spüre die innere Würde, die mir innewohnt. Es ist so schön, ICH zu sein.

› Murmelndes Plätschern ist zu hören. Mit wenigen Schritten gelange ich zum strömenden Wasser des klaren Bachs. Zu meinem Lieblingsplatz mit der knorrigen alten Eiche, die es fertiggebracht hat, diesen Bach mit einer dicken Wurzel zu überbrücken. Erst auf der anderen Bachseite wächst die Wurzel hinab in die Erde.

› Wie schon so oft klettere ich auf diese breite Wurzel und betrachte das strömende Wasser unter mir. Wie flüssiges Silber schimmert es im Mondschein. Klare kühle Frische fließt unter mir hindurch und trägt letzte Gedankenreste mit sich fort.

› Friedvoll atme ich die kühle Schönheit dieser mondklaren Nacht ein. Mein Geist ist wach und still. Ich fühle mich wunschlos glücklich, warm und zufrieden. Ich genieße mein Dasein, mein ICH.

› Dieses Wohlbefinden bringe ich mit, wenn sich meine Aufmerksamkeit wieder der Außenwelt zuwendet.

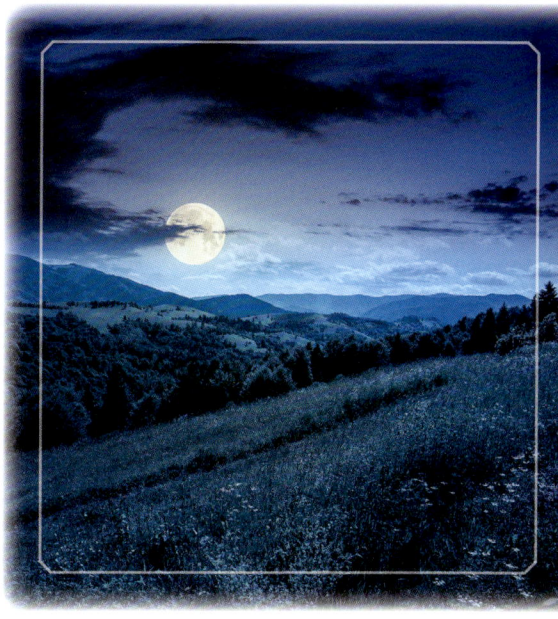

Loslassen und frei sein

Wir neigen zum Festhalten, ganz gleich, ob es sich um Ärger und Aufregung handelt, um einen Verlust, Liebeskummer oder einen Schicksalsschlag. Nach einer entsprechenden Zeit zur inneren Bewältigung – je nach dem Ausmaß der Situation – gilt es, loszulassen. Loslassen zu können ist eine befreiende Fähigkeit und wir sollten sie kultivieren. Denn Loslassen beginnt ganz einfach – mit dem inneren Beschluss, nun loszulassen!
Eine einfache Übung, die uns besonders im Alltag beim Loslassen von Frustration, Verkrampfung oder Angst hilft, besteht ganz einfach in einer pantomimischen Bewegung des Loslassens.

DIE LOSLASS-ÜBUNG

Gewinnen Sie Klarheit über das, was Sie loslassen wollen. Stehen Sie aufrecht und spannen Sie die gesamte Körpermuskulatur kraftvoll an, von oben bis unten.
Winkeln Sie die fest angespannten Arme an, ziehen Sie die angewinkelten Arme dabei so nah an den Oberkörper heran, als würden Sie das, was Sie stört und was Sie eigentlich gern loslassen würden, zunächst noch einmal ganz kräftig an sich ziehen und festhalten.

› Verweilen Sie für eine Minute in dieser Haltung mit maximaler Körper- und Muskelspannung. Dabei konzentrieren Sie sich auf das, was Sie loslassen möchten.

› Beginnen Sie, tiefer zu atmen, und lockern Sie die Muskelspannung ein wenig.

› Atmen Sie nun ganz tief und lösen Sie allmählich die Muskelspannung ganz. Gleichzeitig strecken Sie dabei die Arme nach vorn und dann nach unten aus, als würden Sie ein Gewicht nach unten sinken lassen. Mit diesem Vorwärtssinken der Arme flüstern Sie: »Ich lasse das jetzt los.« Erlauben Sie sich, tief aufzuatmen, Sie dürfen einen hörbaren Seufzer tun.

› Mit einem lauten »Haaahh!« beim Ausatmen übergeben Sie all diesen inneren Ballast der Schwerkraft. Die Arme sinken nach unten und alles Belastende gleitet nach unten weg. Geben Sie das, was Sie festgehalten haben, an die Erde ab. Übergeben Sie all diesen inneren Ballast der Schwerkraft. Lassen Sie es hinabsinken bis in die Tiefen der Erde.

› Schütteln Sie die Arme aus und dann die Beine. Schütteln Sie schließlich den ganzen Körper aus, um allen restlichen Ballast abzuwerfen.

› Zum Abschluss stehen Sie weich und locker. Atmen Sie tief durch und legen Sie die Hände auf die Mitte des Brustkorbs, um wieder ganz bei sich selbst zu sein.

FLUG DER WEISSEN FEDER

Diese Bildmeditation beruhigt, löst Spannungen und verleiht dem Geist Frische. Ihren Emotionen schenkt diese Visualisierung Leichtigkeit und Losgelöstheit. Daher ist sie auch zum Einschlafen gut geeignet. Nehmen Sie Ihre bevorzugte Meditationshaltung ein oder legen Sie sich hin.

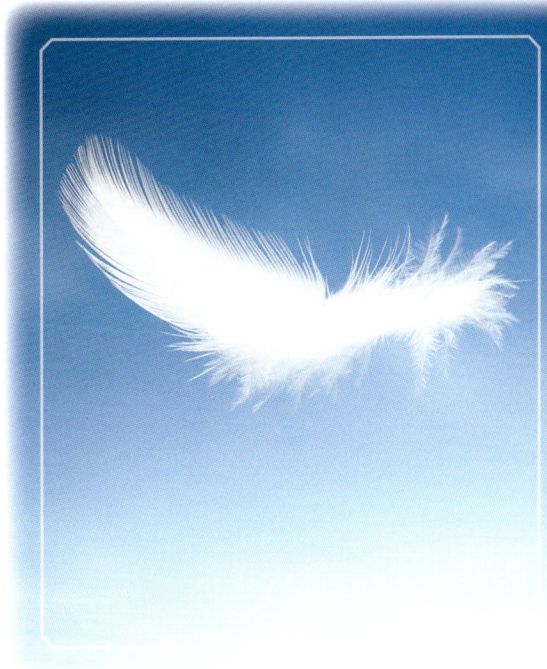

- Ich entspanne mich mit ruhigen Atemzügen tiefer und tiefer. Vom Kopf bis zu den Füßen spüre ich meinen Körperinnenraum. Den Bauch lasse ich nun ganz locker. Tiefe Zufriedenheit breitet sich in mir aus.
- Bewusst genieße ich mein Atmen. Ich spüre meinen warmen, lebendigen Körper und fühle mich wohl in meiner Haut.
- Meine Fantasie versetzt mich unter einen großen, kräftigen Baum auf einer Sommerwiese. Ich liege bequem und mein Kopf ist weich auf einer moosgepolsterten Wurzel abgelegt. Es ist warm und die Sonne lässt die Blätter grün aufleuchten.
- Fröhliches Vogelgezwitscher erklingt.
- Wenn ich nach oben schaue, sehe ich die Sonne zwischen den flirrenden Blättern hindurchfunkeln.
- Eine kleine weiße Feder schwebt über die saftig grüne Wiese, hauchzart und duftig. Der sanfte Sommerwind trägt die weiße Feder und lässt sie langsam emporgleiten.
- Ein Sonnenstrahl trifft das flauschige Federchen und lässt es hellweiß strahlen. Immer höher gleitet die Feder, empor in den strahlend blauen Himmel.
- Mein Blick folgt ihr, solange ich sie noch sehen kann. Ich beobachte, wie sie schließlich entschwebt und sich als kleiner weißer Hauch im klaren Himmel auflöst. Sie ist im weiten Blau entschwunden.
- Ein Gefühl schwebender Leichtigkeit erfüllt mich. Ich atme so leicht und frei, als würde ich den endlosen, weiten blauen Himmel einatmen. Frieden erfüllt mich. Ich bin meiner friedlichen, stillen Bewusstheit gewahr.
- Aufgeladen mit guter Laune und frischer Energie richte ich meine Aufmerksamkeit wieder auf die äußere Situation. Behaglich aktiviere ich meinen Körper und recke und strecke mich. Ausgeruht tauche ich auf. Ich fühle mich wohl in meiner Haut.

Unser unverwüstlicher Kern

Was hilft uns, in uns verankert zu sein, unerschütterlich und gleichmütig – was nicht dasselbe wie gleichgültig ist –, auch wenn es mal hoch hergeht? Durch Zentrierung und Selbst-bewusst-Sein in den folgenden Meditationen kommen wir in Kontakt mit unserem innersten, unverwüstlichen Kern.

• • •

Wie ein Fels in der Brandung des Alltags zu ruhen, das ist es, was wir uns oft wünschen, tief in uns selbst verankert zu sein, unerschütterlich und gelassen, auch wenn es einmal hoch hergeht. Durch den Kontakt mit dem innersten Wesen trainieren wir diese Fähigkeit, die uns auch Krisen mit Gelassenheit überstehen lässt. Wenn wir uns auf ihn besinnen, kann uns so leicht nichts erschüttern.

Das Stehaufmännchen in uns

Resilienz ist die Fähigkeit, nach Krisen wieder aufzustehen und sich zu regenerieren. Die Betonung liegt nicht auf der Krise, vielmehr richtet man den Blick auf das Talent, auch aus widrigen Umständen etwas Positives zu machen und sich weiterzuentwickeln.
Die sogenannten Glückspilze unter uns unterscheiden sich von ihren Pendants, den Pechvögeln, meistens nur durch ihre Eigenverantwortlichkeit. Bei Pechvögeln wird man oft Selbstmitleid und Schuldzuweisungen vorfinden oder ein Hadern mit dem Schicksal. Ein Glückspilz dagegen lässt sich von Krisen oder Schicksalsschlägen nicht unterkriegen – im Gegenteil: Er wächst dadurch. Weil er diese nämlich als Herausforderung annimmt und sich der Selbstverantwortung für seine Zufriedenheit bewusst ist. Wer sich jedoch seiner Kraft kaum bewusst ist und unter mangelndem Selbstbewusstsein leidet, glaubt sich stets ausgeliefert. Doch wenn man wie der sprichwörtliche Fels in der Brandung in sich selbst zu ruhen vermag, kann man aus der inneren Kraft heraus agieren.

Diese Fähigkeit zur Resilienz wird mit den beiden Meditationen in diesem Kapitel aktiviert, wir erwecken unser volles inneres Potenzial. Auch subtile Ängste, die unterschwellig wirken, werden von den beiden Meditationen aufgelöst. An deren Stelle erwächst ein Bewusstsein der eigenen Kraft. Die stabilisierende Erdverbundenheit vermittelt Ruhe und Gelassenheit. Grundlage für diese Stabilisierung bleibt dabei immer das eigene Körperbewusstsein und die bewusste Tiefenentspannung des Nervensystems.

FELS IN DER BRANDUNG
▶ TRACK 3

Dieser machtvolle Archetypus hat eine stabilisierende Wirkung und bringt inneren Frieden. Sie trainieren damit, stark und gelassen in sich selbst zu ruhen. Sie bleiben friedlich und selbstbewusst, auch wenn es mal stressig und turbulent zugeht. Diese Meditation kann im Sitzen ausgeführt werden, doch Sie können damit auch in schöne Träume gleiten.

- Ich entspanne mich mit ruhigen Atemzügen immer tiefer und tiefer.
- Mein Tagtraum versetzt mich an eine sonnige grüne Küstenlandschaft hoch über dem Meer.
- Leichtfüßig wandere ich auf das Meer zu. Ich liebe es, wie der sanfte Sommerwind meine Haare aus dem Gesicht weht.
- Ich ziehe meine Sandalen aus und fühle bei jedem Schritt das weiche Gras unter meinen nackten Füßen.
- In mir ist alles leicht und frei – so wie ich mich als Kind immer gefühlt habe. Unbeschwert finde ich mich in der Fröhlichkeit und Frische jener frühen Tage wieder.
- Barfuß laufe ich auf den Abhang zu. Frische, Weite und das Meer …
- Ich freue mich, einfach so. Die Sonne gehört mir und der Wind … und das Land … und die Weite des Meeres …
- Ich atme die warme Sommerluft mit tiefen Atemzügen. Herrlich! Sonnenstrahlen funkeln auf den Meereswellen, ich höre das Rauschen und rieche die salzig frische Meeresluft.
- Die Küste fällt nach unten hin felsig ab.
- Hoch über dem Meer stehend schweift mein Blick über die endlose Weite …
- Ich fühle mich so leicht und frei, als würde ich fliegen. Glücklich genieße ich tiefe Atemzüge.
- Meine Kleidung weht im warmen Wind und streichelt meine Haut. Die Sonne durchwärmt meinen Körper und strahlt tief in mein Herz hinein. Mein Brustraum fühlt sich warm und sonnig an. Wie Gold glitzert die Freude in meiner Brust. Es ist einfach schön, zu leben!
- Vor mir erstreckt sich ein lang gezogener Felsen hoch über dem Meer. Barfuß klettere ich auf diesem Felsen herum und stütze mich mit den Händen ab.
- Zwei Möwen kreisen über mir am Himmel und lassen ihre Rufe erklingen.
- Ich lasse mich vorne auf diesem wuchtigen Felsen nieder. Unter mir schäumen und branden die Meereswellen. Glitzernde Gischt spritzt hoch an meinem Felsen hinauf, fast bis zu meinen Füßen. Wie Diamanten funkeln Tausende Tropfen im Sonnenschein. Weiß schäumend fließt das Meerwasser wieder am Gestein hinab.
- Glucksend und rauschend spritzt das Meer immer wieder gegen meinen Felsen. Schwingende, wogende weite Wellen, glänzendes Wasser, salzige Luft. Ich atme Freiheit und Frische.

EMOTIONEN HARMONISIEREN

› Während ich auf meinem Felsen sitze und versunken die schäumende Gischt unter mir betrachte, verschmelze ich mit diesem Felsen. Ich fühle, wie stark und unbewegt er sich mit mir über die Brandung erhebt.

› Pure solide Kraft, unerschütterlich. Ich bin tief und sicher mit der Erde verbunden, verwurzelt in ihrer Kraft.

› Die erdige Schwerkraft hält mich sicher fest. Ich bin eins mit meinem Felsen in der Brandung. Eins mit seiner urwüchsigen Kraft und Erdverbundenheit. Eins mit seiner Unerschütterlichkeit. Gleichzeitig atme ich die herrliche Weite und Frische des blauen Himmels.

› Die Sonne wirft einen gleißend hellen Streifen auf die Wellen und blendet mich, sodass ich blinzeln muss. Warmes, sonniges Leuchten. Ich bin tief zufrieden. Und fühle mich dankbar für mein Lebendigsein.

› Ich bin stark, gelassen und sicher, wie ein Fels in der Brandung. Kraftvoll und geerdet, erfrischt und tief verbunden mit der Urkraft des Lebens lasse ich jetzt meine Wahrnehmung wieder hier in der äußeren Situation eintreffen.

› Ich fühle meinen warmen lebendigen Körper. Bewusst nehme ich die Schwerkraft wahr, die mich festhält, und die Erde, die mich trägt. Mit einem ganz tiefen Atemzug beginne ich sanft, meinen Körper wieder zu aktivieren.

› Ich bin selbst-bewusst, wach und klar.

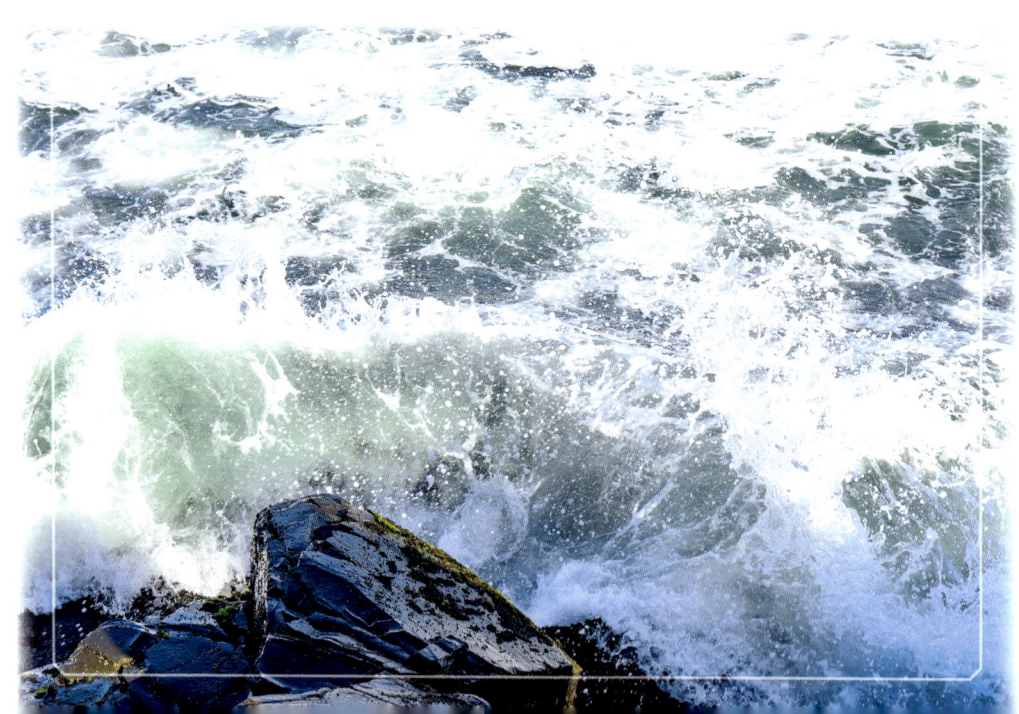

MEINE INNERE BUDDHANATUR

Führen Sie diese Meditation am besten in aufrechter Sitzposition aus, weil diese Ihnen mehr Klarheit und Wachheit ermöglicht.

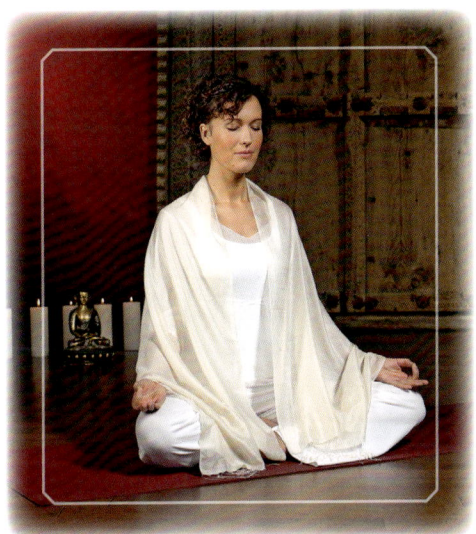

> Ich entspanne mich mit ruhigen Atemzügen immer tiefer und tiefer. Ich spüre meinen Körperinnenraum vom Kopf bis zu den Füßen. Der gesamte Bauchraum ist weich und strömend warm. Tiefe Zufriedenheit breitet sich in mir aus.

> Jetzt spüre ich das seidige Fließen des Atems in der Nase. Ich trinke die Atemluft wie köstlichen Duft. Bewusst genieße ich mein Atmen. Ich spüre meinen warmen, lebendigen Körper. Ich genieße mein Dasein.

> Die Gedanken werden immer unwichtiger und gleiten davon.

> In der tiefen Ruhe nehme ich mich selbst intensiv wahr. Mir wird bewusst, dass ich ein Wunder des Lebens bin. Ich bin dankbar für die mysteriöse, unergründliche Lebensenergie, die mir mein Dasein schenkt … die meinen Atem geschehen lässt … und die mein Herz zum Schlagen bringt. Von den Zellaktivitäten bis zu den Organfunktionen belebt diese vitale Energie meinen ganzen Körper.

> Ich bin – wie jedes Wesen, wie die Natur und das gesamte Universum – ein Wunder des Lebens.

> Ich bin dankbar, da zu sein. Wie schön, dass es mich gibt! Auch mein Bewusstsein ist ein Wunder.

> Mein Geist ist wach und klar. Ich genieße meine geistige Präsenz.

> Meine schöne zeitlose Buddhanatur erstrahlt lichtvoll in meinem Geist und in meinem Brustraum. Es ist still, heiter und friedlich in mir. Weisheit ist meine Natur. Ich nehme mich in meiner Klarheit und Würde wahr. Ich bin klare, stille Bewusstheit.

> ICH BIN.

> Zentriert und aufgeladen mit frischer Energie richte ich meine Aufmerksamkeit wieder auf die äußere Situation. Dabei bleibe ich tief in meinem Selbst-bewusst-Sein verankert. Genussvoll beginne ich mich zu recken und zu strecken.

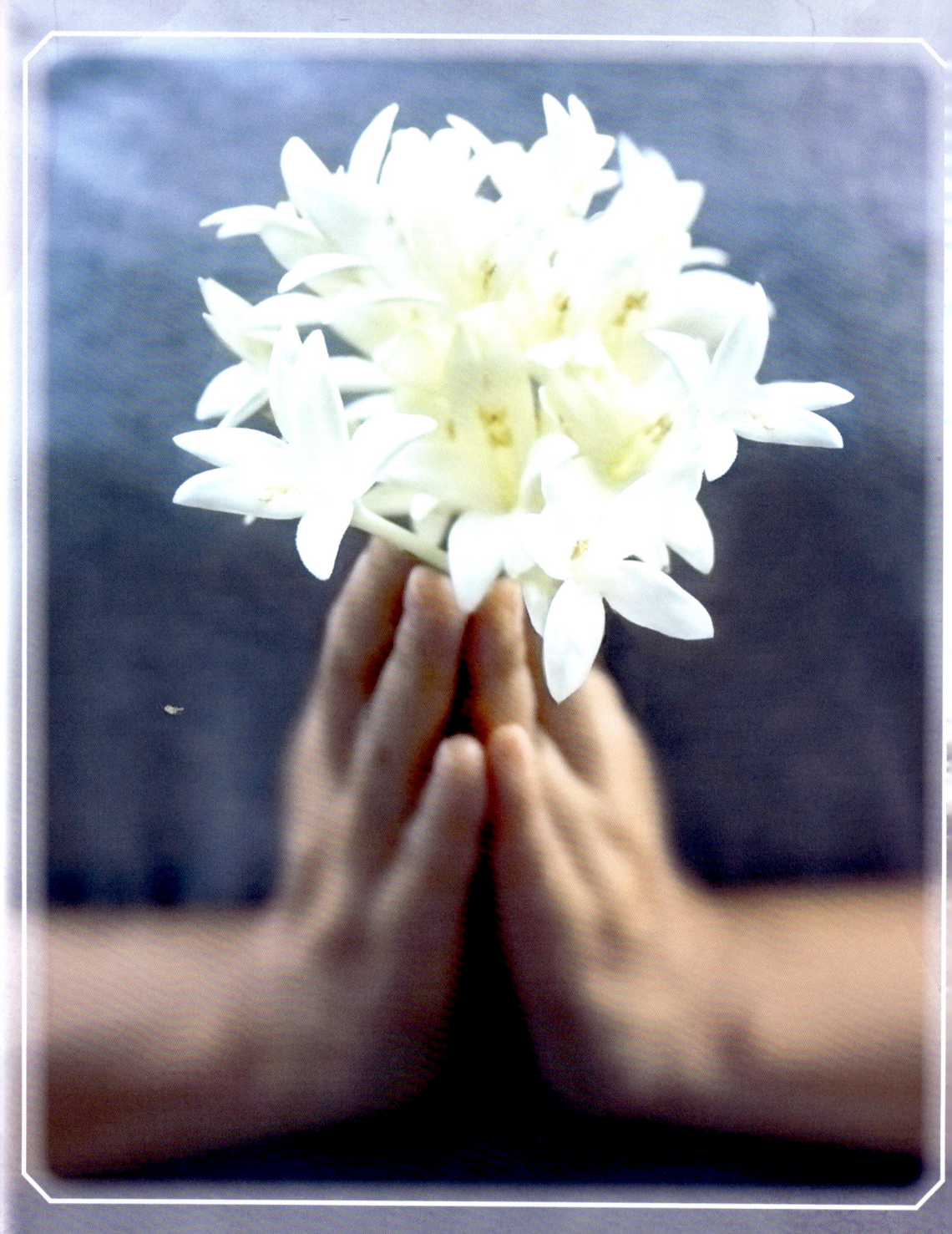

Selbstliebe – Basis für ein erfülltes Leben

Ein gutes Lebensgefühl basiert maßgeblich auf Selbstliebe und Selbstwertschätzung. Auf dieser Grundlage können wir zufrieden und glücklich sein. Doch das ist gar nicht so einfach. Erst müssen wir uns bewusst werden, womit wir unserem Glück im Weg stehen. Und das sind in erster Linie negative Bewertungen, mit denen sich viele Menschen selbst heruntermachen.

Mich annehmen, wie ich bin

Der Schlüssel zur Selbstliebe liegt wie vieles andere im Denken. Oft tragen wir alte selbstkritische Denkmuster aus der Kindheit mit uns herum. Wenn wir uns dieser bewusst werden, können wir sie durch solche Gedanken ersetzen, mit denen wir uns Würde und Wertschätzung entgegenbringen.

• • •

Ein gutes Selbstwertgefühl

»Deinen größten Feind trägst du in dir selbst«, heißt es. Und zwar in Gestalt des inneren Kritikers, dem man es nicht recht machen kann und der ständig überhöhte Forderungen stellt. Weil diese Stimme von innen kommt, kann man ihr nur schwer entgehen. Je strenger sie ist, desto größer sind die Selbstzweifel. Die wesentliche Frage zum Selbstwertgefühl lautet: Wie denke ich über mich selbst? Hat man das erst einmal herausgefunden, geht es darum, das zu tun, was Menschen mit geringem Selbstwertgefühl schwerfällt: sich selbst so anzunehmen, wie man ist. Die gedanklichen Selbstbewertungen können das eigene Sein, Aussehen oder Tun geradezu gnadenlos kommentieren, zum Beispiel: »Ach, ich bin mal wieder so ungeschickt!« Oder: »Wie ich wieder aussehe!« Oder: »Bestimmt hält mein Gegenüber mich für unterlegen.«
Ich möchte Ihnen gern die folgende Übung ans Herz legen: Machen Sie sich jeden Tag mindestens fünf positive Eigenschaften von sich selbst bewusst beziehungsweise denken Sie fünf freundliche Gedanken über sich selbst. Und sobald Sie sich ab jetzt bei einem negativen Gedanken über sich ertappen, formulieren Sie ihn bitte umgehend freundlich und humorvoll um. Zum Beispiel den ärgerlichen Gedanken: »Ach, ich bin wieder so ungeschickt!« in: »Na und, Scherben bringen Glück! Da werde ich in Zukunft einfach etwas achtsamer sein.« Den selbstkritischen Wunsch

Schon gewusst?

• • •

So wie ich über mich selbst denke, so fühle ich mich. Und so, wie ich über mich selbst denke, denken auch die anderen über mich!

»Wäre ich bloß attraktiver!« verwandeln Sie in: »Ich liebe mich so, wie ich bin!«, und so weiter. Sich selbst anzunehmen, wie man ist, heißt ja nicht, dass Sie – um bei dem letzten Beispiel zu bleiben – nichts für Ihr Äußeres tun sollten. Natürlich können Sie Sport treiben oder sich schön zurechtmachen. Aber dann aus Lust und aus einer freudigen Motivation heraus!

Achtsames Selbstmitgefühl

Echtes Lebenstalent basiert auf einem klugen Umgang mit schwierigen Emotionen und mit Problemen. Im Alltag ist es, ebenso wie bei allem meditativen Tun, wichtig, dass Sie mit liebevoller Achtsamkeit und mit Selbstmitgefühl mit sich umgehen.

Der buddhistische Mönch und Zenmeister Thich Nhat Hanh sagt: »Das größte aller Wunder ist es, lebendig zu sein. Achtsamkeit ermöglicht uns, dieses Wunder zu berühren.« Und Selbstachtsamkeit lässt uns das eigene Dasein als echtes Faszinosum erkennen, als unbegreiflich schönes Geschenk des Lebens. Dennoch widerfährt uns im Alltag unvermeidbar manchmal Frustration oder Leid und meist reagieren wir dann mit Ablehnung und Enttäuschung. Wir machen uns selbst oder anderen Vorwürfe und erzeugen einen hohen inneren Widerstand voller Angespanntheit. Wie viel konstruktiver wäre es hingegen, wenn wir uns auf uns selbst konzentrierten, uns voller Verständnis selbst trösteten und ermutigten?! So würden wir schließlich auch mit einem geliebten Menschen umgehen. Doch liebende Güte anderen gegenüber ist eine ebenso hochwertige Qualität wie liebende Güte uns selbst gegenüber!

Selbstachtsamkeit und Selbstmitgefühl (nicht zu verwechseln mit lähmendem Selbstmitleid!) helfen uns, eigenen Bedürfnissen mit Wohlwollen und Weisheit zu begegnen. Es fällt uns dadurch viel leichter, den Auslöser für unseren Widerwillen loszuwerden.

Dieses achtsame Selbstmitgefühl kann man erlernen und kultivieren und glücklicherweise vermag es jeder Mensch zu entfalten. Es gibt inzwischen sogar eine Methode, die diese Selbstliebe gezielt fördert, sie nennt sich MSC, »Mindful-Self-Compassion«. In psychologischen Studien hat sich gezeigt, dass dieses Selbstmitgefühl von zentraler Bedeutung für das emotionale Wohlbefinden ist.

Was bedeutet das konkret? Wenn Sie beispielsweise auf einer achtstündigen Autofahrt sind, ist es ein Zeichen von liebevoller Achtsamkeit sich selbst gegenüber, eine bis mehrere Pausen einzulegen und sich ein wenig zu recken und zu strecken, statt sich rücksichtslos zu überfordern mit dem Gedanken »Ich ziehe die Fahrt in einem Stück durch, dann bin ich eine halbe Stunde früher am Ziel«.

Im emotionalen Bereich ist es ähnlich. Wenn Sie sich über einen Menschen oder eine Situation tagelang ärgern und aufregen, benötigen Sie dringend Ihre eigene liebevolle Achtsamkeit, um besser damit umgehen zu können und um sich so weit wie möglich von diesem emotionalen Stress zu befreien. Diesem Ärger immer wieder nachzugeben ist destruktiv für

Sie und schwächt das Immunsystem. Es gilt, individuelle Möglichkeiten zu finden, den Ärger loszuwerden (nicht die Handlungsbereitschaft!). Selbstachtsamkeit und Selbstmitgefühl suchen liebevoll nach den jeweils passenden heilsamen Möglichkeiten. Das könnte damit beginnen, die Situation ausführlich aufzuschreiben, mitsamt den eigenen Gefühlen. Schreibend kann man dann auch nach Möglichkeiten fahnden, den inneren Frieden wiederherzustellen, zum Beispiel indem man mit Freunden darüber spricht, seine Aggressionen durch Sport entlädt und situative Lösungsmöglichkeiten findet.

Eine Prise Humor

Was den Umgang mit eigenen Schwächen betrifft, beinhaltet Selbstmitgefühl auch durchaus eine Portion Humor oder sogar Selbstironie. Zum Beispiel bietet es für mich persönlich immer wieder eine Quelle der Erheiterung, wie unfassbar schlecht mein Orientierungssinn ist. Statt mir dieses Defizit als peinlichen Makel anzukreiden, amüsiert es mich, wie unbeirrbar ich stets in die falsche Richtung strebe, unbehelligt von der ominösen Instanz eines inneren Kompasses, über den alle anderen Menschen zu verfügen scheinen. Söhnen auch Sie sich mit Ihren kleinen Schwächen aus! Vergeben Sie sich Defizite, Sie sind ein Mensch und dürfen Schwächen haben. Für die Meditationen gilt das achtsame Selbstmitgefühl ebenso. Wenn Ihnen der Rücken vom Sitzen wehtut oder ein Bein einschläft, unterbrechen Sie die Meditation und kümmern Sie sich freundlich um Ihren Körper. An Tagen, an denen Sie sich beim besten Willen nicht konzentrieren können und tausend Gedanken nachhängen, lassen Sie die Meditation aus. Oder legen Sie sich stattdessen für eine Viertelstunde auf die Couch, lassen Sie den Körper locker und spüren Sie die Atembewegung des Bauches, auch während Sie weiterhin von Gedanken überflutet werden. Indem Sie derart achtsam mit sich umgehen, haben Sie das nächste Mal wieder mehr Lust, zu meditieren, denn die Meditationen sollen eine Wohltat für Sie sein. Oft ist es bereits diese liebevolle Selbstzuwendung, die Problemursachen lindert oder sogar auflöst. Schenken Sie sich Belohnungen, wenn Sie sich einer unangenehmen Situation aussetzen müssen. Planen Sie dies am besten schon vorher. Eine Massage, ein Saunaaufenthalt, ein Kino- oder Theaterbesuch mit Freunden sind Beispiele für einen guten Ausgleich, den Sie Ihrer Seele schenken können, und das ungeliebte Event ist entschärft.

Liebevolle Selbstachtsamkeit und Selbstmitgefühl basieren darauf, niemals geringschätzig oder abwertend über sich selbst zu denken oder zu urteilen. Indem Sie freundlich, verständnisvoll und rücksichtsvoll mit sich umgehen, wächst das Selbstwertgefühl, und gerade dadurch können Sie Probleme am besten auflösen oder Optimierungen starten. Die Selbstliebemeditation (Seite 53) und die Freundlichkeitsmeditationen (Seite 58, 60) stärken das Selbstmitgefühl, die Selbstliebe und die Selbstwertschätzung.

YOGAÜBUNG: KUGELSITZ MIT TIEFER ATMUNG

Diese Kombination aus Yogadehnung und Atemübung ist eine wunderbare und dabei einfache Methode. Sie löst Stress und negative Emotionen auf und schenkt ein friedliches Geborgenheitsgefühl. Genießen Sie diese wohltuende Übung je nach Ihrem Befinden zwei bis zehn Minuten lang.

› Setzen Sie sich auf den Boden. Die angewinkelten Beine ziehen Sie fest an den Bauch und umschlingen sie mit den Armen. Den Kopf lassen Sie entspannt nach vorn hängen, hin zu den Knien. Vielleicht berührt die Stirn sogar die Knie. So zusammengerollt bildet der Körper die Form einer Kugel.

› Spüren Sie in die Mitte der Kugel hinein, in Ihren Bauch. Wie fühlt er sich an? Lassen Sie den Bauchraum von innen ganz locker.

› Nun atmen Sie in Ihre Bauchmitte, ruhig und tief. Einatmend dehnen sich Ihr Rücken und die Körperseiten ein wenig aus, ausatmend sinken diese Bereiche wieder ein wenig ein. Und mit jedem Atemzug wird Ihr Bauch weicher und lockerer.

› Bewusst umarmen Sie sich selbst in dieser Haltung. Sie schenken sich Ihre Liebe. Sie fühlen sich wohl in sich selbst und genießen es, sich zu spüren. Warm und geborgen versinken Sie tief in sich selbst und halten sich liebevoll umschlungen.

› Zufrieden ruhen Sie in Ihrer Mitte.

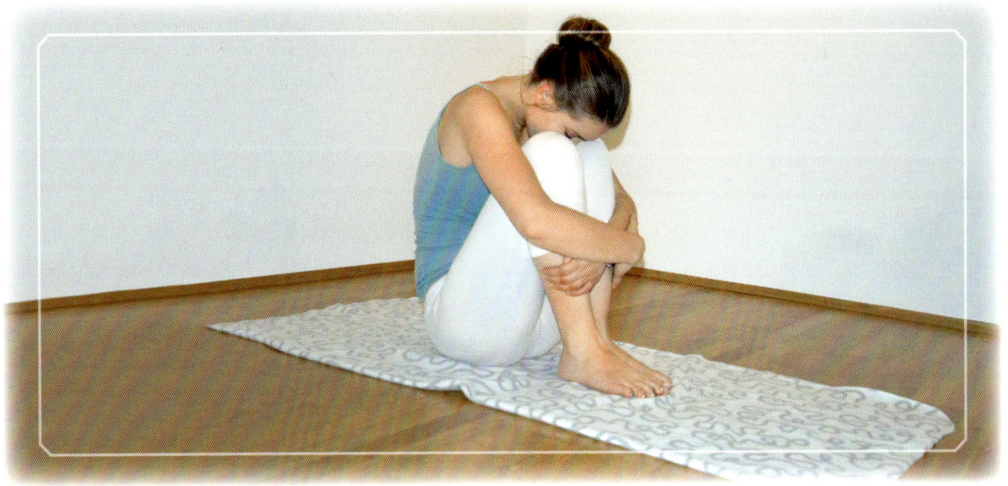

SÜDSEE

Diese Bildmeditation wirkt reinigend, erfrischend und erholsam wie ein Kurzurlaub. Nehmen Sie Ihre Meditationshaltung ein oder legen Sie sich hin.

- Mit tiefen Atemzügen gleite ich in die Entspannung. Nun darf meine Fantasie spielen.
- Es ist so friedlich an diesem frühen Morgen in der paradiesisch schönen Südsee. Warmer Wind umweht mich zart. Barfuß gehe ich über weichen, weißen Sand, der meine Fußsohlen massiert.
- Vor mir erstreckt sich türkisblau leuchtendes Meer, endlos weit bis zum Horizont, wo es in strahlend blauen Himmel übergeht. Die Morgensonne glitzert auf den klaren Wellen. In der Ferne sehe ich einige Delfine voller Lebensfreude über die Wellen springen. Leise plätschert die Brandung, immer wieder pulsiert sie schäumend über den weißen nassen Sand.
- Die Sonne durchwärmt meinen Körper bis in jede Pore, bis in jede Zelle hinein. Mein Körper fühlt sich jung und kraftvoll an.
- Ich bekomme Lust, ins klare Meer einzutauchen.
- Schon umspülen die kleinen, weiß schäumenden Brandungswellen meine gebräunten Füße und lassen sie nass glänzen. Mit ein paar Schritten gleite ich in das seidige, schimmernde Wasser hinein. Genussvoll sinke ich ins sonnendurchstrahlte Wasser und tauche ganz ein. Mit kräftigen Zügen schwimme ich hinaus, der Weite entgegen.
- Jetzt tauche ich auch mit dem Kopf ins Wasser und schwimme unter Wasser weiter. Das Meerwasser ist weich und klar, ich kann meine Augen öffnen.
- Silbrige Bläschen perlen an meinem Körper entlang. Verspielt genieße ich das Meer, tauche tief ein und schwimme nach unten, zum weiß schimmernden Sand hinab. Die goldenen Lichtreflexe der Sonne tanzen über den Sandboden.
- Dann tauche ich wieder auf und blinzle in den Sonnenschein.
- Ich ruhe mich ein wenig aus, indem ich mich in Rückenlage treiben lasse. Über mir der endlos weite blaue Himmel mit ein paar weißen Wolkenschleiern. Unter mir das klare Meerwasser, das mich trägt. Ich lasse mich treiben …
- Dann wende ich mich wieder dem Wasser zu und tauche erneut. Rings um mich herum wunderschönes, leuchtendes Türkis. Klares helles Türkis umstrahlt mich, umhüllt mich und erfrischt mich zutiefst.
- Verspielt drehe ich mich unter Wasser und erfreue mich am türkisfarbenen Leuchten, das mich ringsherum umgibt. Silberne Luftperlen umströmen mich wie prickelnder Sekt. Ich atme dicke, weiß glänzende Luftblasen unter Wasser aus, die blubbernd emporsteigen.
- Immer wieder tauche ich von glitzernden Luftbläschen umströmt auf, um Luft zu schöpfen.

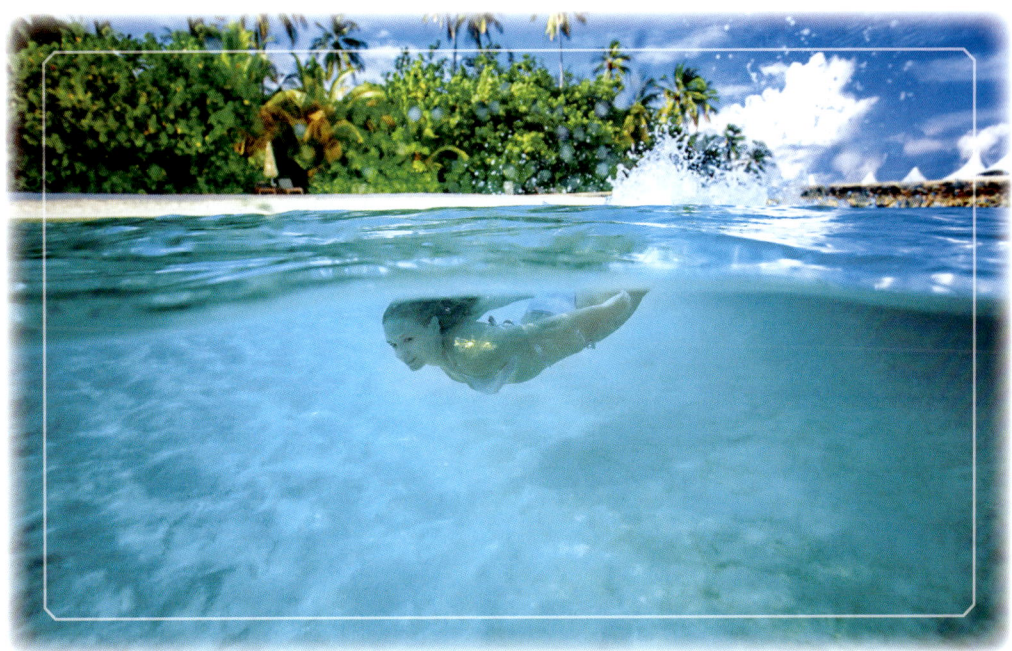

› Beim nächsten Untertauchen entdecke ich eine schöne große Muschel auf dem Sandboden. Es ist nicht sehr tief und so tauche ich hinab und hole sie. Die Muschel ist außen weiß und innen rosa.
› Mit diesem Südseeschatz schwimme ich zum Ufer und tauche aus dem Meer auf und schmecke Salz auf meinen Lippen. Silbern fließen kleine kühle Rinnsale an meinem Körper hinab, als ich aus den Wellen steige.
› Mit meiner schönen Muschel setze ich mich nun unter eine Palme.
› Der warme Wind trocknet meine Haut.
› Ich lausche dem leisen Rauschen in der Muschel, das wie ein Echo die Brandung wiedergibt.
› Ich fühle mich wohl und tief zufrieden.
› Vor mir erstreckt sich das weite, türkis leuchtende Meer und ich sehe die Sonne gleißend hell auf den Wellen funkeln.
› Ich freue mich. Über die schöne Muschel. Über das Meer. Über das Leben … und über mich selbst. Mein Herz strahlt. Das Leben ist schön, finde ich.
› Glücklich und zufrieden komme ich jetzt wieder mit meiner Aufmerksamkeit in der äußeren Situation an. Behaglich recke und strecke ich mich. Ich fühle mich wohl in meiner Haut.

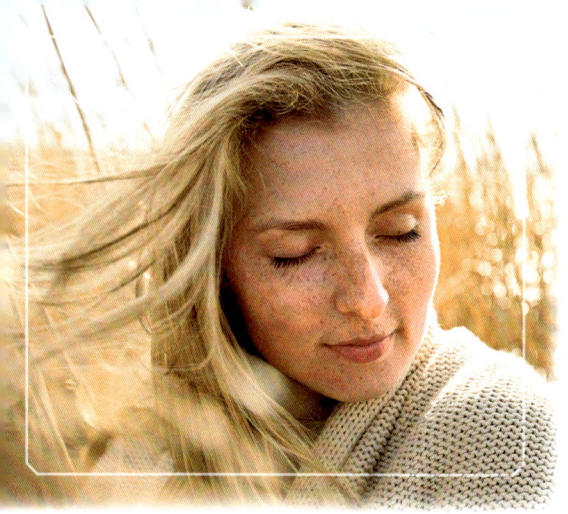

ÜBUNG: MAGIE DES GLÜCKSLÄCHELNS

Es gibt ein ganz einfaches und wirksames Mittel zum Erwecken der Selbstliebe. Wussten Sie schon, dass jedes echte Lächeln ein bisschen glücklicher macht, dass es ein wenig heilt und harmonisiert?

Schenken Sie sich daher eine wohltuende neue Angewohnheit, die Sie auflockern und Ihr Glücksgefühl verstärken wird: Ihr ganz privates Lächeln. Das ist ein gefühltes Lächeln, ganz für Sie selbst, wenn Sie allein sind.

Es handelt sich nicht um ein aufgesetztes, künstliches Lächeln. Dieses kleine Glückslächeln ist immer echt, also ein von innen heraus gefühltes Lächeln, ganz dezent und sanft. Ein weiches Lächeln, das ganz leicht die Mundwinkel umspielt und in den Augen schimmert. Probieren Sie es doch einfach gleich mal aus. Es lässt sich in nahezu jeder Lebenslage einsetzen.

› Lassen Sie mit einem Aufatmen alle innere Anspannung los, vor allem im Bauch und in den Schultern.

› Und nun lassen Sie – aus Ihrem Herzen heraus – Ihr kleines Glückslächeln auftauchen. Einfach so, jetzt beim Lesen, später beim Tippen am PC oder beim Gemüseschneiden oder an einer roten Ampel, ohne jeden Anlass.

› Wenn Sie es nun ausprobieren, werden Sie etwas Interessantes beobachten, nämlich dass Sie dabei gleichzeitig aufatmen. Durch dieses Lächeln entspannt und lockert sich Ihr gesamtes System. Sie spüren es – solch ein gefühltes Lächeln sorgt für eine kleine Ausschüttung von Glückshormonen im Gehirn. Hauptsache, es ist echt!

Mein wunderbares Spiegelbild

• • •

Lächeln Sie Ihr Spiegelbild einmal freundlich an und denken Sie: »Wie schön, dass es mich gibt!« Damit Sie das nicht vergessen, malen Sie doch einfach einen Smiley auf den Spiegel.

SELBSTLIEBE

Nehmen Sie Ihre Meditationshaltung ein oder legen Sie sich hin.

- Meine Schultern sind ganz locker, mein Bauchraum fühlt sich weich und gelöst an. Warm und friedlich ruhe ich in mir selbst.
- Liebevoll lege ich meine linke Hand auf mein Herzzentrum in der Mitte des Brustkorbs. Ich fühle die Wärme meiner Hand. Jeder Atemzug bewegt meinen Brustkorb leicht und sanft. Das ruhige Atmen bringt mich in tiefe Ruhe. Ich lausche auf das leise Geräusch meines Atems.
- Bilder von mir selbst tauchen vor meinem inneren Auge auf. Szenen aus meiner Kindheit tauchen auf. Ich sehe mein süßes Kindergesicht und meine kindliche Gestalt … Schöne Kindheitsbilder und Szenen erscheinen … Vielleicht sehe ich mich in meinem Lieblingskleid oder in der Lieblingshose fröhlich von einer Mauer springen oder übermütig im Wasser plantschen … oder mit anderen Kindern toben.
- In meiner Vorstellung umarme ich mein Kindheits-Ich lächelnd und mit zärtlicher Liebe. Nun schenke ich mir den magischen Satz, der mir in tiefster Seele guttut. Er lautet: »Ich bin gut genug.« Diese wohltuende Zauberformel lasse ich wie ein Echo einige Male in meinem Geist nachklingen.
- Ich freue mich einfach darüber, dass es mich gibt. Auch dieser Gedanke hallt in meinem Geist einige Male nach.
- Ich mache jetzt ein »Best-of« von mir, indem ich weitere schöne Selbstbilder entstehen lasse. So sehe ich mein Gesicht im strahlenden Sonnenschein mit gut gelauntem, zutiefst zufriedenem Ausdruck. Mein Aussehen ist gesund und vital, voller Energie und Freude. Ich lächle. Ich mag mein Aussehen. Meine Augen sind klar und strahlend.
- Lebendige Szenen tauchen vor mir auf. Ich sehe mich gesellig und lächelnd in Kommunikation mit anderen. Ich bin freundlich und beliebt. Herzlich umarme ich Freunde von mir.
- Jetzt visualisiere ich andere Bilder von mir, vielleicht im Meer, gerade aus dem klaren Wasser auftauchend. Vielleicht auch joggend oder tanzend.
- Dann sehe ich mich einfach mal zu Hause in der Küche agieren, in einer Aura entspannter Zufriedenheit.
- Schließlich schaue ich mir zu, wie ich einfach nur auf meiner Couch liege, entspannt, gelöst und friedlich.
- Ich betrachte mich … und mag mich.
- Ich lasse das Gefühl eines Lächelns in meinem Herzen auftauchen. Das Gefühl des Lächelns macht meinen Brustraum weit, weich und warm.
- Diese Zufriedenheit mit mir bringe ich ganz mit in meine äußere Situation, wenn ich jetzt meinen Körper wieder aktiviere. Ich behalte behagliche Wärme in meinem Herzen und fühle mich einfach wohl in meiner Haut.

Glücksquelle Herz

Liebe ist einfach pures Glück … Liebe beginnt mit Freude an sich selbst und an der eigenen Lebendigkeit. Und mit der Liebe zu allen fühlenden Wesen kommt sie zur vollen Entfaltung. Sich selbst und andere aus dem Herzen lieben – das ist das größte Glück, das wir erfahren können.

• • •

Liebe ist der Urgrund des Seins, sagen die Weisen. Und viele Menschen, die die Liebe zur Grundlage ihres Handelns gemacht haben, bestätigen dies. Aber wie schaffen wir es, aus dem täglichen Trott oder sogar aus trüber Stimmung heraus hinüberzuwechseln in den Zustand dieser inneren Freude, in diesen sonnigen inneren Frühling?

Eigentlich ist es ganz einfach

Es gibt mehrere Strategien, um das Herz in einen Zustand zu versetzen, in dem es offen ist für die Liebe. Dies ist sein Naturzustand. Die einfachste davon kennen wir alle. Etwas für jemand anderen zu tun, ihm etwas zu geben, was ihm hilft, rührt uns direkt im Herzen. In einem glücklichen Modus befindet sich das Herz immer dann, wenn wir »von Herzen« geben. Ganz gleich, ob wir schöne Blumen für einen Menschen pflücken, eine verletzte kleine Katze aufsammeln und versorgen, jemanden lecker bekochen oder einer alten Dame über die Straße helfen – wir tun damit keineswegs nur den anderen einen Gefallen, sondern auch uns selbst. Geben macht glücklich. Kennen Sie das Gefühl, wenn Sie ein sorgfältig ausgesuchtes Geschenk verpacken, voller Vorfreude auf das Schenken? Das Glück des Gebens funktioniert sogar, wenn es unbeachtet oder heimlich geschieht. Während solcher Aktionen ist das Herz offen und voller Freude, weil es einfach seiner wahren Natur entspricht, zu lieben, zu helfen und zu schenken.

Eine weitere Version des beglückenden Gebens besteht darin, einfache Dinge zu tun und »mit ganzem Herzen« dabei zu sein, wie es nicht von ungefähr in der Redewendung heißt. Experimentieren Sie dazu einmal mit ganz banalen Tätigkeiten. Wenn Sie beispielsweise staubsaugen, können Sie das auf dreierlei Arten tun: entweder rein funktional (»Ist mal wieder nötig.«), mit Unmut (»Immer muss ich staubsaugen.«) oder bewusst liebevoll und mit dem Anliegen, den Raum für sich und die anderen in Ordnung zu bringen (»Ich mache es hier wieder richtig schön für uns.«). Raten Sie, was Ihnen die beste Laune schenkt.

BEFREIENDE HERZATMUNG

Man sagt: »Da fällt mir ein Stein vom Herzen!« oder »schweren Herzens« oder »von Herzen glücklich«. Unser Herzbereich hat also viel mit unserem Wohlbefinden und Glücksgefühl zu tun. Lassen Sie mit dieser Meditation Ihr Herz frei werden!

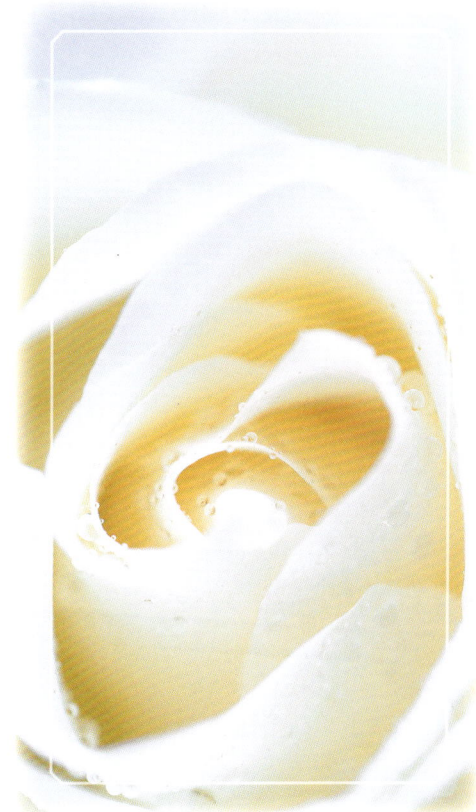

› Ich atme auf und lasse los. Meine linke Hand liegt sanft auf meinem Herzzentrum in der Mitte meines Brustkorbs. Jeder Atemzug erfüllt meinen Brustraum mit befreiender Weite. Ich spüre, wie sich der Brustkorb mit jedem Einatmen hebt und mit jedem Ausatmen wieder senkt.

› In der Mitte meines Brustraums stelle ich mir ein warmes, helles Leuchten vor.

› Mit jedem Atemzug dehnt sich das Leuchten aus. Es ist ein Gefühl, als würde sich tief in mir eine duftige weiße Rosenblüte entfalten. Diese Blüte leuchtet in der Morgensonne auf und ist von glitzernden frischen Tautropfen bedeckt.

› Mit jedem Einatmen fühle ich, wie die Sonne tief in diese Rose hineinstrahlt und sie weiß aufleuchten lässt. Mit jedem Ausatmen verbreitet die innere Rose einen schönen zarten Duft.

› Durch mein Herzzentrum atme ich warmen Sonnenschein ein und Rosenduft aus.

› In meinem Brustraum entsteht das Gefühl eines sonnigen Lächelns. Diese Empfindung schimmert empor bis in die Augen.

› Mein Atem durchweht meinen sonnigen Brustraum. Mein Herzbereich mit der sonnendurchstrahlten weißen Rose ist duftend und weit und glücklich. Es ist, als würde ich mich in mich selbst verlieben.

› Wenn ich meine Aufmerksamkeit nun wieder der äußeren Situation zuwende, bleibe ich ganz mit meiner inneren Glücksquelle verbunden. Ich bleibe zentriert in meinem warmen Herzbereich.

Die Magie der Freundlichkeit

»Schenke der Welt ein Lächeln und sie lächelt zurück!«, heißt es. Echte Freundlichkeit, Empathie und Herzlichkeit sind nicht nur eine Wohltat für andere, sondern auch für den, der sie aussendet. Somit sind sie auch ein geradezu unschlagbares Gegenmittel bei schlechter Laune. Eine bestimmte Meditation hilft, das jedem innewohnende herzliche Naturell zu aktivieren – und zwar die sogenannte Metta-Meditation der Buddhisten mit einer jahrtausendealten Tradition. Das Wort Metta bedeutet so viel wie Freundschaft oder Sympathie. Die Metta-Meditation ist die Meditation der liebenden Güte. Man schenkt sie sich selbst, aber auch anderen Menschen. Fortgeschrittene vermögen diese Freundlichkeit sogar solchen Menschen zu schenken, die sie eigentlich nicht so gern mögen.

Ab Seite 58 finden Sie zwei Versionen dieser Meditation. Die guten Gedanken, die wir im entspannten Zustand anderen Menschen in der Meditation zukommen lassen, strahlen auch auf uns selbst zurück – je häufiger wir diese Meditation praktizieren, desto intensiver ist die Wirkung.

Das Geheimnis unserer Grossmütter

Um die Wirkung der Meditation der liebenden Güte zu verstehen, müssen wir unseren Blick gar nicht erst in den Fernen Osten richten. Unsere Großmütter beteten täglich liebevoll für die Familienmitglieder. Vielleicht haben sie nie bewusst realisiert, wie viel Kraft das ihnen selbst schenkte, um Krisen und problematische Situationen mit friedlicher Gelassenheit überstehen zu können. Doch damit machten sie intuitiv das Gleiche wie die tibetischen Mönche mit ihrer Metta-Praxis, der Liebenden-Güte-Meditation, auch als »Loving Kindness Practice« bekannt. Auch in dieser vertieft man sich in gute und liebevolle Wünsche für andere Menschen.

Die Originalsätze der buddhistischen Metta-Praxis lauten mit leichten Abwandlungen meistens folgendermaßen:

Möge ich / die Person ... sicher sein.
Möge ich / die Person ... gesund sein.
Möge ich / die Person ... in Frieden sein.
Möge ich / die Person ... glücklich sein.

Wissenschaftler wie der Molekularbiologe Matthieu Ricard und viele andere belegen, dass dies eine Energie erzeugt, die Entspannung und Vitalisierung schenkt. Sie wirkt zugleich heilend und beglückend.

Wissenschaftliche Untersuchungen haben erwiesen, dass sich die Metta-Meditation positiv auf die Gesundheit auswirkt und den Schlaf verbessert. Darüber hinaus harmonisiert sie den Vagusnerv, den Solarplexus und überhaupt das gesamte Nervensystem. Ähnlich wie mit Yoga-Übungen lassen sich mit der Loving-Kindness-Praxis psychosomatische Rücken- oder Magenbeschwerden lindern. Viele Menschen berichten, dass sie diese

Regelmäßigkeit zahlt sich aus

Die Wirkung ist meist schon nach dem ersten Mal spürbar, aber sie stabilisiert sich erst nach etwa drei Wochen täglicher Praxis. Hier ist ein bisschen Geduld gefragt, denn an manchen Tagen sind viele ablenkende Gedanken da (was normal ist) oder man ist nicht in der Stimmung dazu, irgendetwas Freundliches zu denken. An solchen Tagen setzt man einfach aus und ist nachsichtig mit sich selbst, ohne die Meditation gleich aufzugeben.

Meditationsform nicht mehr missen wollen, weil sie ihnen so viel innere Ruhe und Lebensfreude vermittelt. Aus der Erfahrung als Kursleiterin war ich oft erstaunt, wie diese Praxis sogar depressive Stimmungen aufzulösen vermag, manchmal sogar schon nach dem ersten Mal, also in weniger als einer halben Stunde. Was wiederum zeigt, dass der Schlüssel für unser Befinden weitgehend im eigenen Denken liegt. Nutzen wir das!
Zur Entfaltung der liebenden Güte können Sie eine der zwei hier vorgestellten Versionen durchführen. Beide öffnen das Herz, lösen Ärger, Stress und Verspannungen und wirken depressiver Stimmung entgegen. Genießen Sie die Meditation, die Ihnen eher liegt, oder auch beide im Wechsel. Wenn es um andere Menschen geht, passen Sie die Textformulierung einfach an.

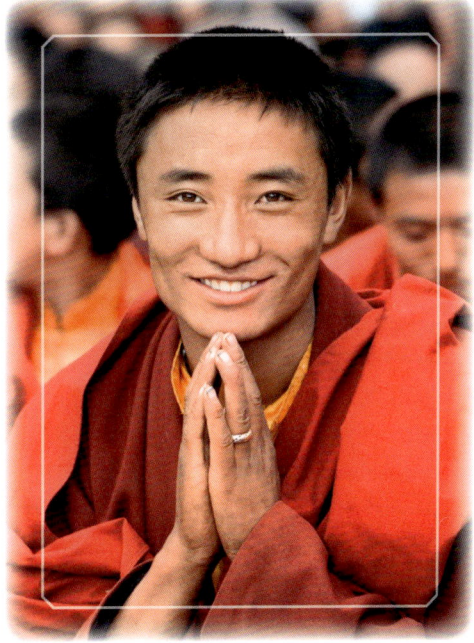

Die Liebende-Güte-Meditation macht einfach glücklich.

FREUNDLICHKEITS-MEDITATION 1

Vielleicht möchten Sie sich anfangs die Visualisierung und die vier guten Wünsche auf einem Zettel notieren, doch nach kurzer Zeit können Sie sie auswendig beziehungsweise nach Ihren Vorstellungen improvisieren.
Sie beginnen die Freundlichkeitsmeditation mit sich selbst und schenken als Erstes sich selbst liebevolle Gedanken (1. Teil).
In dieser Meditation wenden Sie sich innerlich – außer Ihnen selbst – weiteren drei Menschen zu (2. bis 4. Teil). Wenn Sie nicht so viel Zeit haben, wählen Sie für die Meditation einfach nur einen Menschen aus. Nehmen Sie nun Ihre bevorzugte Meditationshaltung ein oder legen Sie sich hin.

› Ich entspanne mich mit ruhigen Atemzügen immer tiefer und tiefer. Meinen Körperinnenraum nehme ich vom Kopf bis zu den Füßen wahr. Mit dem Ausatmen lasse ich den Bauch ganz locker – zuerst den Magenbereich und nun entspanne ich auch den Unterbauch. Mein Bauchraum ist jetzt weich und strömend warm.
› Tiefe Zufriedenheit breitet sich in mir aus.
› Jetzt spüre ich das seidige Fließen des Atems in der Nase.
› Mit tiefen Atemzügen werde ich meiner selbst gewahr.
› Ich spüre mein friedliches Dasein und fühle mich wohl in meiner Haut.

1. Teil

› Ich schenke mir selbst meine liebevolle Aufmerksamkeit. Es ist schön, dass es mich gibt. Ich mag mich so, wie ich bin.
› In meiner Fantasie visualisiere ich mich so, wie ich mich am liebsten sehe, gesund und voller Vitalität. Ich sehe mich fröhlich und lächelnd im Sonnenschein. Ich strahle Gelassenheit und Zufriedenheit aus.

Möge ich sicher sein.
Möge ich gesund sein.
Möge ich in Frieden sein.
Möge ich glücklich sein.

2. Teil

› Ich denke jetzt an einen Menschen, den ich liebe. Wie schön, dass es diesen Menschen gibt. Ich sehe diesen Menschen lächelnd im Sonnenschein. Er strahlt Gelassenheit und Zufriedenheit aus.

Möge er / sie sicher sein.
Möge er / sie gesund sein.
Möge er / sie in Frieden sein.
Möge er / sie glücklich sein.

3. Teil

› Ich denke an einen anderen Menschen, der mir einfach nur bekannt ist.
› Es ist schön, dass es diesen Menschen gibt. Sein Bild taucht auf – vital und gesund. Ich sehe diesen Menschen fröhlich und

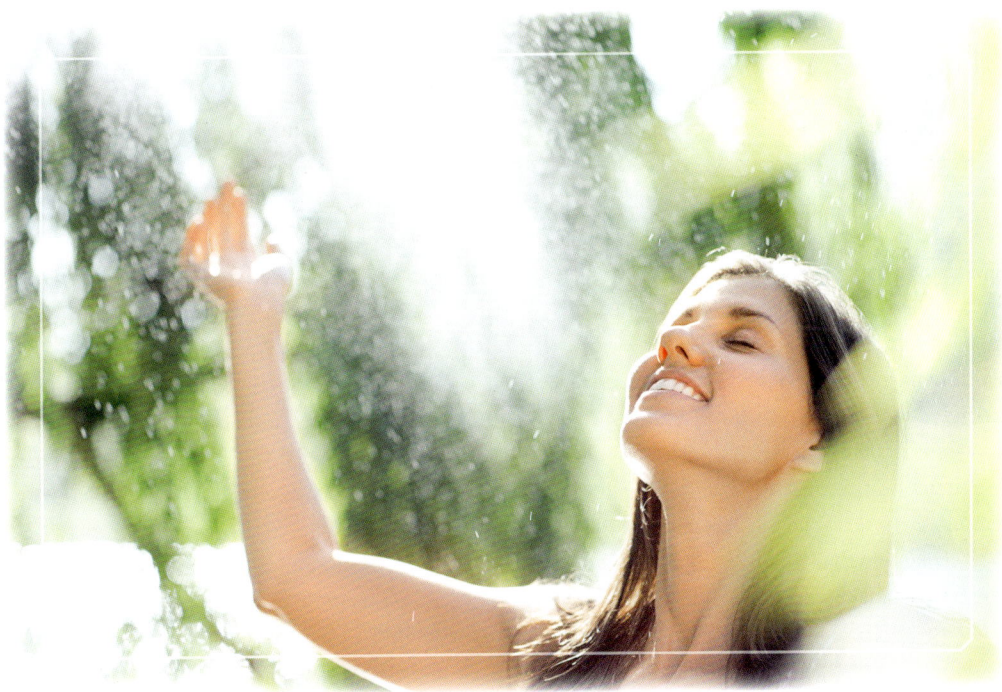

lächelnd im Sonnenschein. Er strahlt Gelassenheit und Zufriedenheit aus.

Möge er / sie sicher sein.
Möge er / sie gesund sein.
Möge er / sie in Frieden sein.
Möge er / sie glücklich sein.

4. Teil
- Ich denke an jemanden, den ich nicht so mag oder mit dem ich Probleme habe.
- Es ist trotzdem gut, dass es diesen Menschen gibt. Sein Bild taucht auf – vital und gesund. Ich sehe diesen Menschen lächelnd im Sonnenschein. Er strahlt Gelassenheit und Zufriedenheit aus.

Möge er / sie sicher sein.
Möge er / sie gesund sein.
Möge er / sie in Frieden sein.
Möge er / sie glücklich sein.

- Nun lasse ich meine Aufmerksamkeit wieder in der äußeren Situation auftauchen. Gut gelaunt und von Freundlichkeit erfüllt gehe ich zu meinen anstehenden Aktivitäten über.

FREUNDLICHKEITS- MEDITATION 2
▶ TRACK 4

Blumengarten am Waldrand

Dies ist die verspieltere der beiden Freundlichkeitsmeditationen. Auf der psychischen Ebene werden Sie zutiefst harmonisiert. Beide Freundlichkeitsmeditationen sorgen für Ihr Wohlbefinden, stärken Ihre Lebensfreude und beugen depressiven Stimmungen vor. Genießen Sie, wie sich Ihr Herz öffnet!
Nehmen Sie nun Ihre bevorzugte Meditationshaltung ein oder legen Sie sich hin.

- Mein Atem fließt seidig und ich lasse mich immer tiefer in die wohlige Entspannung sinken. Meine Fantasie darf spielen wie in einem Traum …
- Es ist ein früher Sommermorgen. Leichtfüßig wandere ich zwischen grünen Waldbäumen hindurch zu meinem Blumengarten. Lange, goldene Sonnenstrahlen schimmern zwischen den Bäumen hindurch. Ich rieche die erdige Waldluft. Fröhliches Vogelgezwitscher erklingt.
- Der Wald öffnet sich zu meiner Lichtung, die ich mit meinen Blumen bepflanzt habe. In der goldenen Morgensonne leuchten sie in allen Farben auf.
- Frischer Blütenduft weht mir entgegen.
- Da sind Polster mit himmelblauen Vergissmeinnicht und tiefblauen Glockenblumen. Violetter Rittersporn ragt hoch über die anderen Blumen hinaus.
- Gelbe Schmetterlinge tanzen über dem schimmernden Blau.
- Ich gehe weiter und streiche leicht über die Rosenblüten, die ein Duftmeer in Rosarot bilden. Zarter Rosenduft umhüllt mich.
- Gleich daneben strahlen orangefarbene Blüten, die sich im sanften Wind wiegen. Ich schlendere weiter zum leuchtenden Blütenrot, zu den großen roten Mohnblumen und all den anderen roten Blüten, die warm zu glühen scheinen.
- Ich drehe mich um zu den strahlend gelben Blumen. Morgentau funkelt auf den zarten gelben Blüten. Sie sind umsäumt von Margeriten und gleich daneben erhebt sich ein Blütenmeer in reinem Weiß.
- Eine Libelle schwirrt über den runden Steinbrunnen, der in der Mitte meines geheimen Blumengartens liegt.
- Ich fülle die Gießkanne und versorge die Wurzeln der Blumen behutsam mit frischem klarem Wasser.
- Auf der linken Seite der Lichtung bilden die hohen Sonnenblumen den Rand meines Blumenbeets und auch ihnen gebe ich einen kühlen Guss Wasser.
- Zum Schluss gehe ich zur rechten Seite des Blumengartens. Dort wächst eine knorrige Eiche, an der himmelblaue Clematisblüten wie blau leuchtende Sterne emporranken. Auch sie bekommen ein wenig Wasser.
- Meine Gedanken wandern zu den Menschen, die ich mag. Wie gern möchte ich diese duftende Schönheit mit ihnen teilen!

- Ich denke an einen besonders lieben, vertrauten Menschen und wähle für ihn eine schöne Blume aus.
- In meinen Gedanken schenke ich ihm die Blume. Tautropfen funkeln auf der duftigen Blüte. Ich stelle mir vor, wie dieser Mensch die leuchtende Blüte annimmt und sich darüber freut. Ich sehe diesen Menschen von goldenem Sonnenschein durchwärmt, zufrieden und gesund.
- Nun denke ich an einen anderen Menschen, der mir nicht ganz so nahesteht. Auch für ihn suche ich eine schöne Blume aus und schenke sie ihm in Gedanken.
- Ich stelle mir vor, wie die morgenfrische Blüte ihren Duft entfaltet und diese Person erfreut. Ein fröhliches Lächeln ist die Antwort und ich sehe diesen Menschen gut gelaunt und von gesunder Lebensenergie erfüllt.
- Und sogar ein Mensch, den ich nicht so mag, hat jetzt eine Portion Freundlichkeit verdient, finde ich, und erinnere mich nun an eine Person, die ich eigentlich nicht so schätze. Aber ich möchte großzügig sein und gebe auch diesem Menschen eine meiner leuchtenden Blumen. Ich stelle mir vor, dass auch dieser Mensch spürt, dass ihm etwas Gutes geschenkt wird, und dass er sich darüber freut. Auch hier sehe ich ein erfreutes Lächeln als Reaktion und wünsche dieser Person Gesundheit, inneren Frieden und gute Laune.
- Zufrieden lasse ich mich auf einer kleinen Holzbank inmitten meiner duftenden Blumen nieder. Ich betrachte die Hummeln und Bienen, die summend zu den Blüten schwirren und den süßen Nektar schlürfen. Bunte Schmetterlinge tanzen über den Blumen.
- Es geht mir gut. Das Leben liebt mich und ich bin vollkommen zufrieden. Es fühlt sich an, als würde mein Brustraum von innen her warm und sonnig leuchten.
- Tief zufrieden und mit großer Klarheit lasse ich meine Wahrnehmung wieder in der äußeren Situation eintreffen. Ich fühle meinen warmen lebendigen Körper.
- Mit tiefen Atemzügen strecke ich mich. Ich fühle mich frisch und es geht mir gut.

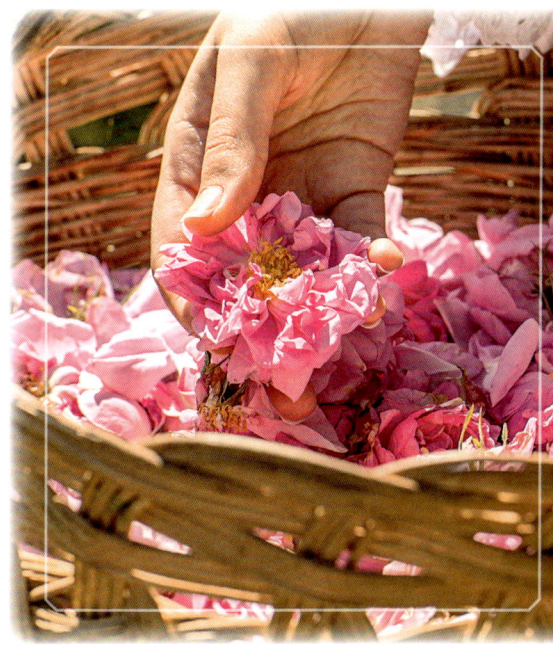

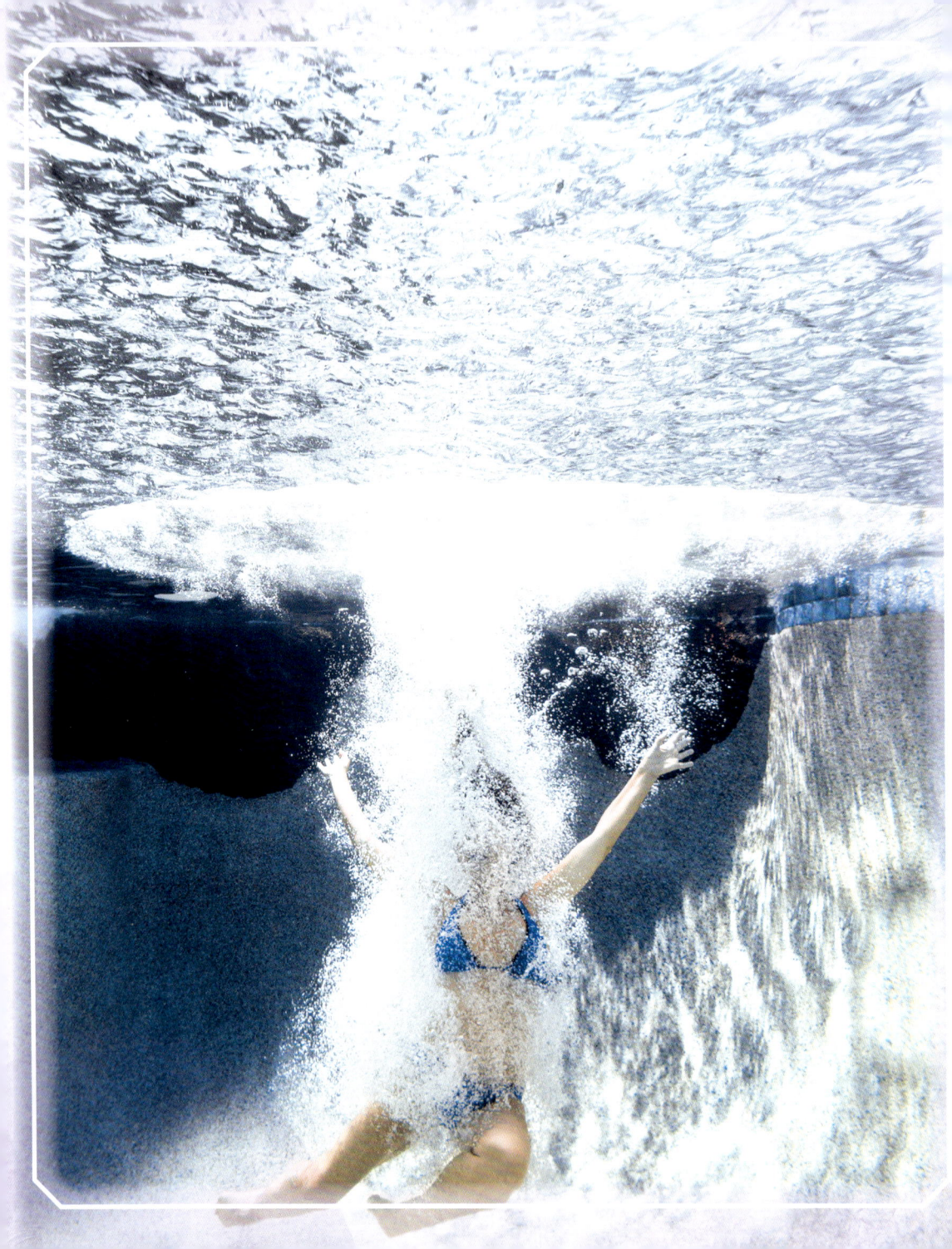

Verjüngung auf Zellebene

Eine Quelle für Elan und Vitalität, die häufig unterschätzt wird, ist positive Energie. Eine optimistische Weltsicht, Fröhlichkeit und gute Laune machen uns nicht nur schön, sondern verleihen uns auch Gesundheit! Dabei unterstützen uns lichtvolle Bildmeditationen. Sie vitalisieren alle Körperzellen und aktivieren die im Unterbewusstsein schlummernde Lebensenergie.

Was uns fit und jung hält

Die Basis für Gesundheit und Fitness kennen wir alle. Es beginnt mit ausreichend Schlaf und endet bei regelmäßiger Bewegung an der frischen Luft. Darüber hinaus gibt es faszinierende Möglichkeiten, die am Grund der Dinge ansetzen, nämlich auf der Zellebene.

Die Meditationen in diesem Kapitel können uns helfen, die Voraussetzungen dafür zu schaffen, um dem Leben innerlich gelöst und entspannt zu begegnen. Schließlich können wir die Widrigkeiten im Außen nicht ändern, wohl aber unsere Einstellung dazu. Und das macht nicht nur einen feinen Unterschied aus, sondern ändert die Dinge ganz wesentlich.

Die Heilkraft der Lichtvisualisierung

Seit Urzeiten kennen wir das Licht der Sonne als Quelle des Lebens, der Wärme und des Wachstums. Licht verkörpert die Kraft von Feuer, dynamischer Lebensenergie und Vitalität. Daher hat die Vorstellung von sonnigem, strahlendem Licht auf die Seele und den Körper eine vitalisierende, harmonisierende und energetisierende Wirkung. Eine Lichtvisualisierung vermag die Heilung körperlicher Krankheiten zu intensivieren und die Zellen zu verjüngen. Bitte lassen Sie sich gedanklich darauf ein wie auf einen Fantasyfilm.

Mithilfe der Meditationen können wir gezielt die Gesundheit und Vitalität der Zellen stärken und innere Detoxvorgänge auslösen, den Zellstoffwechsel verbessern und die Zellregeneration intensivieren. Auch hier vermag unser Unterbewusstsein Erstaunliches zu vollbringen, sobald wir ihm die richtigen Bilder schenken. Die Vorstellung von warmem, sonnigem Licht ist die wirksamste Bildidee, um die besten Energien des Unterbewusstseins hervorzulocken. Unser Unterbewusstsein beantwortet die bildhafte Vorstellung, Körperbereiche mit Licht zu durchstrahlen, mit Heilung, Regeneration, guter Stimmung und Vitalität.

Gönnen Sie sich mindestens einmal pro Woche die Anti-Aging-Maßnahme der folgenden Meditationen (siehe auch Kasten rechts). Detoxwirkung, Belebung und Vitalisierung werden nach vier Wochen wahrnehmbar, auf das psychische Befinden wirken die Meditationen sofort.

Die folgenden Lichtmeditationen wenden sich mit machtvollen Archetypen sowohl an die

Zellebene als auch an die Psyche. Übrigens vermögen gerade diese Lichtmeditationen (mit ein wenig Übung) auch eine trübe Stimmung innerhalb von weniger als einer Stunde in heiteres Wohlbefinden zu verwandeln! Gönnen Sie sich vor den folgenden Detox- und Regenerations-Meditationen eine harmonisierende Yogahaltung wie das Krokodil. Umso entspannter können Sie die Bildmeditationen wirken lassen, was Verjüngung, Reinigung und Vitalisierung auf der Zellebene weiter begünstigt. Nehmen Sie sich fünf Minuten Zeit dafür.

Wohldosiert einsetzen

•••

Die Bildmeditationen in diesem Kapitel sind sehr effizient, daher können Sie mit ein oder zwei Meditationen pro Woche beginnen. Wenn Sie bald ein starkes Bedürfnis verspüren, diese Lichtvisualisierungen noch häufiger zu praktizieren, dürfen Sie diese Meditationen dann selbstverständlich auch täglich anwenden.

YOGAHALTUNG KROKODIL

Diese Yogahaltung hilft Ihnen, den Rücken zu entspannen und blockierte Energien zum Fließen zu bringen. Zugleich wird die Wirbelsäule mit der Drehung belebt und der Brustkorb geweitet, was die Herzenergie aktiviert.

› Legen Sie sich auf den Rücken und winkeln Sie die Beine an. Strecken Sie die Arme waagerecht zu den Seiten aus. Atmen Sie ruhig und tief. Lassen Sie nun die Knie so weit wie möglich nach rechts sinken. Der Rücken und die Schulterblätter bleiben möglichst in Kontakt mit dem Boden. Der Kopf dreht sich in die Gegenrichtung der Beinbewegung: nach links.

› Atmen Sie in die Dehnung hinein und geben Sie dem Gefühl des Loslassens Raum. Spüren Sie, wie vor allem die rechte Körperseite in dieser Pose durch die Atembewegung von innen massiert und gelockert wird. Verweilen Sie zwei bis drei Minuten in dieser Drehdehnung.

› Führen Sie sie anschließend zur anderen Seite aus: Die Knie sinken nach links, der Kopf bewegt sich nach rechts.

› Die Beine kehren zurück in die angewinkelte Position mit aufgesetzten Füßen.

› Sehr langsam gleiten die Füße nach unten, bis die Beine ausgestreckt sind.

› Ruhen Sie sich noch einen kleinen Moment in der Rückenlage aus.

DETOX-WASSERFALL AUS LICHT

Diese intensive Meditation dient der Tiefenheilung und Verjüngung. Diese Lichtvisualisierung richtet sich direkt an die Körperzellen und aktiviert über das Unterbewusstsein Heilungs- und Verjüngungsprozesse auf der Molekular- und Zellebene. Lassen Sie Ihre Fantasie mitspielen! Nehmen Sie Ihre Meditationshaltung ein beziehungsweise legen Sie sich hin und entspannen Sie Ihren Körper.

- Mein Atem fließt ruhig. Mein Bauchraum ist warm und gelöst.
- Meine Fantasie versetzt mich an einen sonnigen indischen Berghang, an dem ich schöne Ferientage in einer viktorianischen Holzvilla verbringe. Im Tal fließt ein grüner Fluss, der den Höhen des Himalaja entspringt.
- Links oberhalb meiner Villa mit der großen offenen Veranda entspringt ein kleiner plätschernder Wasserfall einem hohen Felsen, ganz funkelnd und klar.
- Wie jeden Morgen stehe ich in dieser Naturdusche, in diesem herrlich erfrischenden Wasserfall, der die Strahlen der Morgensonne einfängt.
- Das Wasser hat genau die richtige Temperatur, ich fühle mich wunderbar darin.
- Seidig strömt die klare Frische über meine sonnengebräunte Haut. Die Tropfen glitzern auf meiner Haut wie Diamanten.
- Die indische Sonne strahlt bereits morgens ganz warm und ich fühle gleichzeitig diese angenehme Sonnenwärme und das erfrischende Strömen des Wassers – ein Gefühl, als würde die Sonne mich lieben.
- Das klare Wasser des Wasserfalls ist vom Sonnenschein durchglüht. Goldenes, wohltuendes Licht der Sonne strahlt bis in all meine Körperzellen, voller Leben.
- Glücklich breite ich die Arme nach oben aus und empfange das sonnendurchstrahlte, flüssige Licht des Wasserfalls mit all meinen durstigen Körperzellen.
- Ein Strom der Reinigung durchfließt mich von oben nach unten. Das flüssige Licht spült alles Enge oder Störende nach unten hinweg.
- Ich blinzle mit feuchten Wimpern ins gleißende Licht und empfange das sonnendurchstrahlte Fließen. Jede Zelle wird durchströmt vom kristallklaren sonnigen Wasser wie von flüssigem Sonnenlicht.
- Ich wende mein Gesicht nach oben in das leuchtende Strömen. Auch meine Stirn und mein Kopf werden erfrischt und gereinigt vom glitzernden Sonnenwasser, tief bis in meine Gehirnzellen.
- Das sonnige Lebenslicht durchflutet auch meinen Rücken und sammelt sich gleißend hell in meiner Wirbelsäule.
- Ich kann kaum genug davon bekommen und genieße das leuchtende Strömen mit jeder Faser meines Seins. Jedes Atom meines Körpers trinkt das vitale Sonnenlicht des Lebens.
- Alle Körperzellen sind nun aufgeladen mit

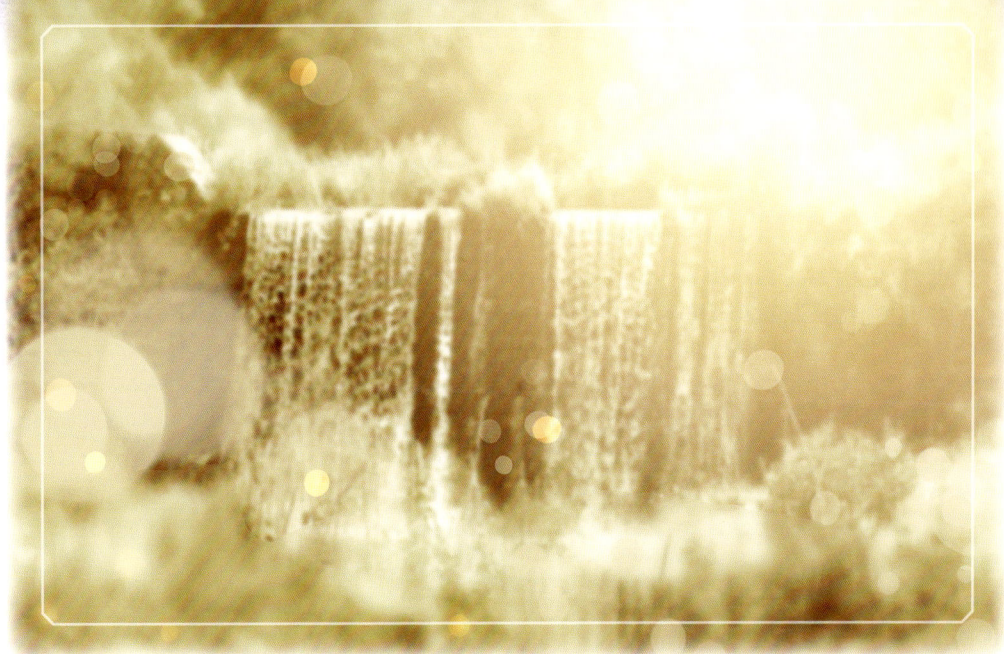

dem lebenspendenden flüssigen Licht. Das goldene Leuchten heilt alle meine Zellfunktionen.

› Schließlich trete ich aus dem Wasserfall heraus. Mein weißes Handtuch nimmt die Feuchtigkeit auf. Gereinigt und erfrischt ziehe ich leichte, weiße Sommerkleidung über. Dann schlüpfe ich in meine Sandalen und laufe leichtfüßig den Hang hinunter.

› Das luftige indische Gewand umschmeichelt meine Haut. Warmer Wind trocknet meine Haare.

› Ich pflücke einige duftende gelbe Champablüten. Schon bin ich an der kleinen Holzbrücke angelangt, die über den tiefgrün schimmernden Fluss führt.

› Mit einem tiefen Atemzug nehme ich noch einmal genussvoll den Blütenduft in mich auf. Dankbar für das vitalisierende Licht schenke ich die Blüten dem klaren Flusswasser.

› Die Blüten schaukeln auf den kleinen Silberwellen und gleiten langsam davon.

› Ich stehe auf der Holzbrücke und bin meiner selbst gewahr. Still beobachte ich aus meinem Ich, meinem innersten Zentrum, wie die gelben Blüten davontreiben.

› Ich liebe meinen warmen, lebendigen Körper. Ich genieße mein Dasein und fühle mich verliebt in das Leben.

› Meine Selbstliebe und die innere Sonnigkeit bringe ich nun mit.

› Gut gelaunt und voll frischer Energie richte ich die Aufmerksamkeit wieder auf die äußere Situation. Mit tiefen Atemzügen aktiviere ich meinen Körper.

BAD IM JUNGBRUNNEN

Die folgende Verjüngungsmeditation wirkt ebenfalls über das Unterbewusstsein auf die Regeneration der Zellen. Die Farbe Türkis wirkt erfrischend und reinigend, die Farbe Weiß löst Heilungsenergie aus und das klare Licht ebenfalls, nur noch viel intensiver. Genießen Sie diese wohltuende Meditation in der Ihnen angenehmen Meditationshaltung. Diese Meditation ist auch gut geeignet, um sie in den Schlaf mitzunehmen, das Unterbewusstsein nimmt die Impulse dann vielleicht noch intensiver auf und schenkt Ihnen zudem harmonische Träume. Erlauben Sie Ihrer Fantasie, mitzuspielen!

- Ich atme auf und lasse die Schultern sinken. Mein Bauch ist weich und gelöst. Ich genieße es, meinen warmen, lebendigen Körper atmen zu spüren. Immer tiefer lasse ich mich in diesen wohligen inneren Frieden sinken.
- Wie in einem Tagtraum finde ich mich jetzt auf Hawaii wieder. Ich bin unterwegs zu meinem geheimen Lieblingsplatz – einem verborgenen kleinen See auf einem Hügel. Es ist ein wunderschöner warmer Sommermorgen. Bald gelange ich ans Ziel, den glitzernden kleinen See in leuchtendem Türkis. Er ist umrahmt von saftigem Grün, von leuchtend roten und rosafarbenen exotischen Blüten, Palmen, saftigen Pflanzen und einigen Felsen. Ein paar hohe Bäume, deren Blätter im Sommerwind flirren, verstecken den See und ein kleiner Wasserfall bringt glucksende, sprudelnde Frische in das Wasser. Ich freue mich auf die Erfrischung, in das klare Wasser einzutauchen, und streife meine Kleidung ab.
- Die Morgensonne scheint warm und lässt das türkisfarbene Wasser noch strahlender aufleuchten, in einem hellen, klaren, strahlenden Türkis, es sieht fast überirdisch aus.
- Ich tauche ein in dieses leuchtende Türkis und fühle die belebende Frische.
- Ich bade genussvoll in dem lichtklaren Türkis. Das tut so gut!
- Glucksend tauche ich unter und öffne die Augen. Das hell strahlende Türkis umflutet meinen Körper. Weiße Luftbläschen perlen an mir empor wie prickelnder Sekt.
- Prustend tauche ich wieder auf und spiele mit dem diamantklaren Wasser. Meine aufspritzenden Fontänen glitzern im Sonnenschein.
- Ich schmecke die Tropfen auf meinen Lippen und weiß, dass dieses Wasser trinkbar und gesund ist. Ich nehme einige Schlucke davon. Es schmeckt rein und köstlich.
- Die Sonne steht nun höher am Himmel und verändert dadurch die Farbe des Sees: Sie lässt ihn wie von innen heraus golden aufleuchten. So verwandelt der Sonnenschein den kleinen See in ein Wasserbecken, gefüllt mit flüssigem goldenen Licht.

- Nun weiß ich, weshalb der See »Wasser des Lebens« genannt wird. Er tankt den Körper bis in die Zellen mit frischer, neuer Lebensenergie, mit Jugend und Gesundheit auf.
- Das goldene Strahlen umgibt meinen Körper und durchflutet mich ganz. Jede Zelle wird erfrischt und aufgeladen von diesem herrlichen Licht des Lebens. Ich bade in funkelndem, flüssigem Gold.
- Wieder und wieder tauche ich ein und fühle mich durchflutet vom sonnigen Leuchten.
- All meine Körperzellen sind derart erfüllt von diesem goldenen, lebendigen Leuchten, dass sie vor Vitalität zu vibrieren und zu summen scheinen. Lustvoll schwimme und tauche ich in diesem gleißend hellen Wasser des Lebens.
- Irgendwann fühle ich mich ganz und gar aufgetankt und belebt. Ich tauche auf und verlasse den See.
- Mein großes weißes Badetuch umhüllt mich flauschig und ich setze mich ans Ufer. Was für eine Frische! Ich fühle mich wie neugeboren.
- Es wird Nachmittag, die Sonne steht etwas tiefer. Der blaue Himmel spiegelt sich im See.
- Strahlendes Licht und pure Vitalität durchströmen all meine Körperzellen und ich fühle mich bis ins Innerste verjüngt und regeneriert.

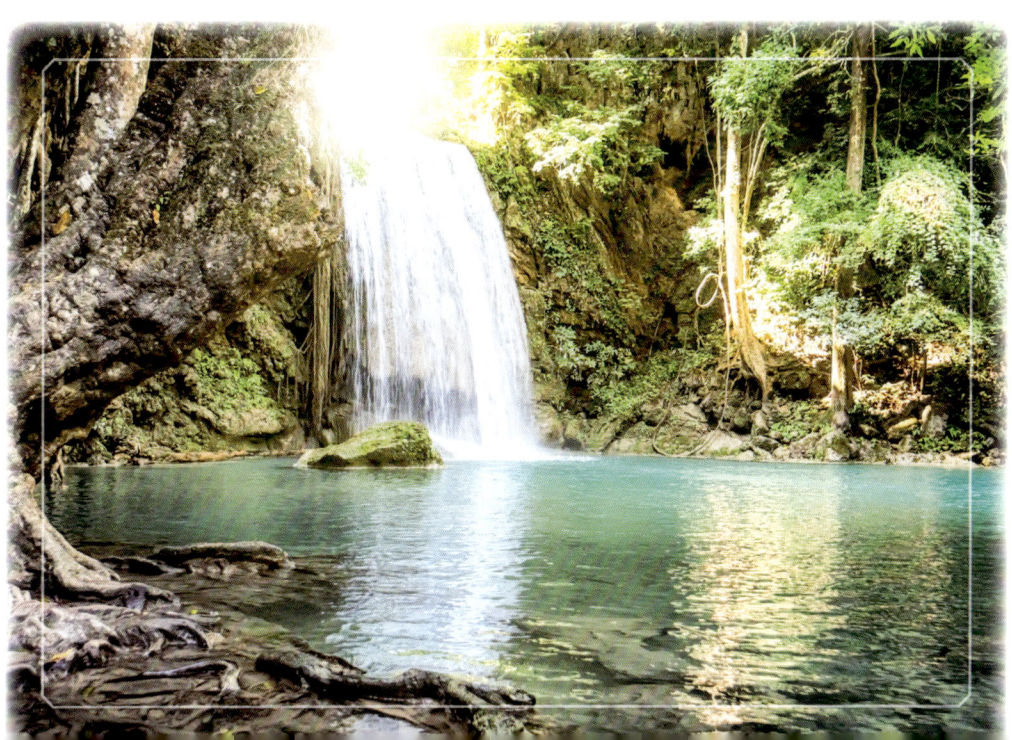

- Ruhig betrachte ich die seidige Oberfläche des blau schimmernden Wassers und fühle tiefen Frieden. Ich nehme mich selbst wahr und spüre das sanfte Fließen meines Atems.
- Meine Zellen vibrieren mit warmer Lebendigkeit. Ganz allmählich komme ich mit der Aufmerksamkeit wieder in der äußeren Situation an.
- Behaglich aktiviere ich den Körper und recke und strecke mich. Ich fühle mich so richtig wohl in meiner Haut.

Heilung und Vitalisierung der Körperzellen

Es gibt viele Berichte, welche die erstaunliche Selbstheilung belegen, die mitunter einer Lichtvisualisierung innewohnt. Auch bei Krankheiten oder in der Genesungsphase ist diese bildhafte Vorstellung fast immer in der Lage, die Heilung und Regeneration auf bemerkenswerte Weise zu fördern.

Es gehört vorläufig noch zu den Geheimnissen unseres Unterbewusstseins, wie es das fertigbringt und wie es die Vitalisierung, Heilung oder Verjüngung im Detail erzeugt.

Die indische Philosophie bietet mit dem Konzept von »Prana«, die chinesische entsprechend mit dem des »Chi« ein überzeugendes Erklärungsmodell. Beide Begriffe bedeuten Lebensenergie. Diese wird gestärkt oder verstärkt aufgenommen, sobald in der Bildsprache durch das Symbol »Licht« darum gebeten wird. Gehen Sie wieder in den »Fantasymodus«, lassen Sie die Bilder wie einen Traum auftauchen.

LICHTENERGETISIERUNG DER ZELLEN

Diese intensive Meditation ist eine gezielte und pure Lichtvisualisierung und dient der Tiefenheilung und Verjüngung. Sie richtet sich direkt an alle Körperzellen und löst Heilungs- und Verjüngungsprozesse auf der Molekular- und Zellebene aus.

- Ich lasse meine Schultern locker und entspanne den ganzen Körper. Ich nehme meinen ganzen Körperinnenraum wahr, von Kopf bis Fuß. Mein Atem fließt ruhig und tief bis in den unteren Bauch hinein.
- Über mir stelle ich mir eine große, strahlend warme Sonne vor, die intensiv auf mich herabscheint. Diese goldene Lichtquelle flutet auf mich hinunter wie flüssiges Licht, das alles durchdringt.
- Das gleißend helle, klare Licht vermag tief in die Zellen meines Körpers zu dringen, um sie zu regenerieren und zu verjüngen. Goldenes Leuchten flutet von oben sanft alle Zellen meines Körpers, als wären meine Zellen durchsichtig.
- Zuerst fließt die blendende Helligkeit von oben in meinen Kopf und durchstrahlt den Innenraum meines Kopfes.
- All meine Gehirnzellen trinken das lebendige, vitalisierende Licht und nehmen es bis in die feinsten Fasern auf, bis in alle Moleküle und Atome.
- In meinem Kopf und meinem Gesicht strahlt das Licht weiß und klar.

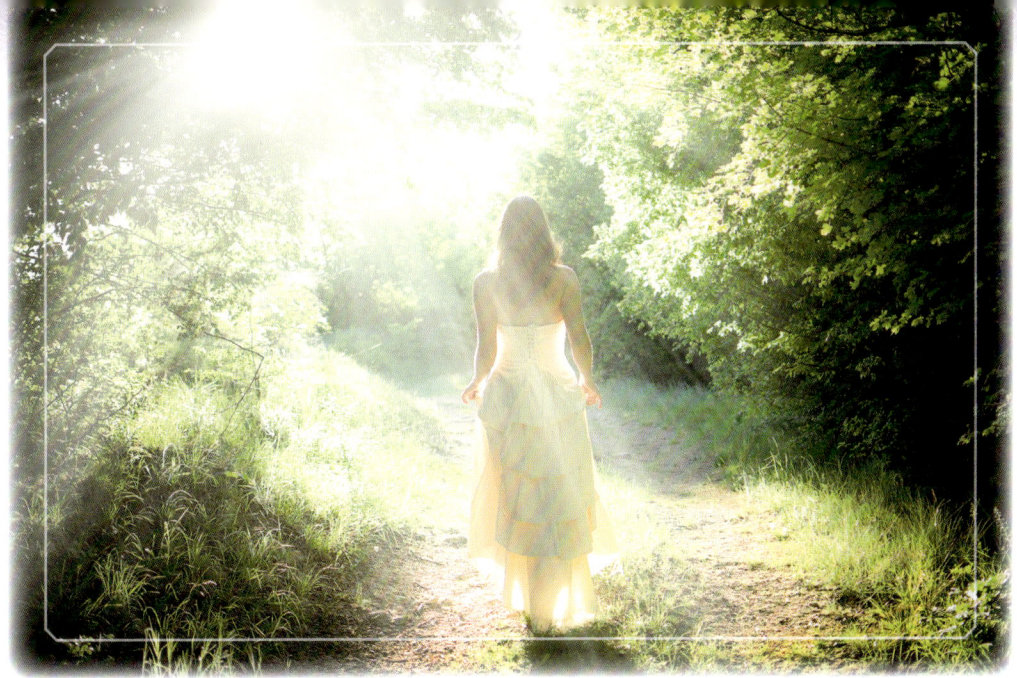

- Dann strömt das flüssige Licht in alle Fasern und Zellen meines Hals und Nackenbereichs.
- Das klare, lebendige Energielicht sammelt sich gleißend hell in meiner Wirbelsäule.
- Herrlich warm strahlt das lebendige Licht nun in den Brustraum.
- Brustkorb, Lungen und Herz werden sanft und heilend durchflutet bis in jeden Zellkern.
- Die Organe des Bauchraums empfangen das gleißende Strömen des Lichts bis in jede Zelle.
- Auch die Arme sind warm durchstrahlt. Das Leuchten flutet durch den Rücken nun hinab in die Beine, bis in die Füße.
- Alles Blockierende wird von dem strömenden Licht nach unten hinweggespült.
- Mein Körper fühlt sich warm und lebendig an und das strömende Leuchten lässt meine Zellen vor Gesundheit und Lebenskraft prickeln und vibrieren. Alle Körperzellen sind vitalisiert.
- Mein Körper ist jung, vital und leuchtend bis in jede einzelne Zelle.
- Es macht mich glücklich, meinen warmen und vor Lebendigkeit leuchtenden Körperinnenraum zu spüren.
- Aufgeladen mit frischer Energie und guter Laune tauche ich mit meiner Aufmerksamkeit wieder in der äußeren Situation auf. Ich fühle mich wohl in meinem Körper. Es geht mir gut.
- Mit ein paar tiefen Atemzügen aktiviere ich den Körper genussvoll. Behaglich recke und strecke ich mich.

Das Zusammenspiel von Körper und Seele

Körper und Seele sind untrennbar miteinander verbunden. Wir können immer wieder erfahren, wie sich der seelische Zustand auf den Körper auswirkt und wie wir umgekehrt über den Körper die Seele erreichen. Auch die Gehirnforschung bestätigt dies.

Wissenschaftlichen Erkenntnissen zufolge ist, vereinfacht gesagt, einer der wichtigsten Faktoren für das Befinden der Mix von Botenstoffen im Gehirn. Dieser Mix ist im Gehirn einer gut gelaunten Person ganz anders als der eines verärgerten oder unglücklichen Menschen. Die Botenstoffe wiederum beeinflussen nicht nur die Stimmung, sondern auch die Organfunktionen, den Muskeltonus, die Darmaktivität, den Schlaf und vieles mehr. Vagusnerv und Solarplexus sind die wichtigsten Nervenbereiche, welche die psychosomatischen Impulse in den Körper und zurück ins Gehirn senden. Hier herrscht ständiger »Funkverkehr«, der unserem Bewusstsein völlig entgeht.

Als größte Agingfaktoren gelten Angst, Hass und Ärger. Weshalb ist das so? Durch solche Emotionen werden Serotonin, das wir zum Wohlbefinden benötigen, und Dopamin, unser Freude- und Aktivitätshormon, so weit reduziert, dass wir das Gegenteil von gelassener Heiterkeit und von gut gelauntem Tatendrang erleben. Adrenalin ersetzt die Wohlfühlhormone, wir verspannen uns, der Muskeltonus steigt, was unter anderem zu Verkrampfungen und Rückenbeschwerden führen kann. Die Atmung wird flacher, weil das Zwerchfell unter Spannung steht. Dies vermindert die Sauerstoffzufuhr, wodurch wir weniger Energie haben. Außer Rückenschmerzen können Schlafstörungen, Nervosität und Magenbeschwerden als psychosomatische Folgen auftreten. Sogar Suchtverhalten kann entstehen, was die innere Balance erst recht sabotiert.

Die gute Nachricht

Diese Wechselwirkungen können wir aber auch umkehren: Zufriedenheit, Gelassenheit und Freundlichkeit halten jung, weil in dieser Verfassung der Stoffwechsel und die Organe optimal funktionieren und unsere »guten«

Botenstoffe aktiviert sind. Das schenkt uns ein entspanntes Körpergefühl, tiefere Atmung, ein starkes Immunsystem und erholsamen Schlaf. Über den guten Mix von Botenstoffen werden zudem auch jene Mechanismen aktiviert, welche die Zellregeneration fördern. Nebenwirkung: Heiterkeit und gute Laune.

ÜBUNG: DIE BASISKRAFT WECKEN

Der Atem ist hier der Konzentrationsträger für die Energetisierung, bei der man aufwärts vorgeht, oder für die tiefe Beruhigung – wenn man sie abwärts praktiziert. Diese Atemübung hat also zwei entgegengesetzte Wirkungen: Zur Energetisierung gehen Sie bitte in die aufrechte Sitzhaltung. Die Reihenfolge führt dann von unten nach oben, also Beckenboden, Bauch, Brustraum, Stirn. Sie lenken dann Ihre innere vitale Energie hinauf zum Kopf, sodass Sie wach und mental aktiv sind. Zur Tiefenentspannung und zum guten Einschlafen liegen Sie bequem und gehen von oben nach unten. Sie beginnen mit der Stirn, es folgen Brustraum, Bauch und Beckenboden. So beruhigt sich die Mentalenergie. Beide Versionen beginnen mit einer kurzen Entspannung.

1. Minute Vorbereitung: Entspannung
- Mein Körper ist weich und entspannt.
- Bewusst spüre ich mein Atmen. Einfach atmen und da sein…

2. Minute: Beckenboden
- Jetzt spanne ich die Po- und Beckenbodenmuskeln an. Dabei stelle ich mir vor, wie meine Atemluft bis zum Beckenboden fließt. Die Basis der Wirbelsäule und der Beckenraum werden dadurch mit Kraft aufgeladen. Ich halte die Spannung der Beckenbodenmuskulatur eine Minute lang.

3. Minute: Bauch
- Nun spüre ich meinen Bauchraum. Mit jedem Atemzug atme ich weichen Frieden in meinen Bauch hinein. Die Bauchdecke hebt und senkt sich mit jedem Atemzug.
- Solarplexus und Magenbereich fühlen sich strömend warm an. Der gesamte Bauchraum ist weich, warm und locker.
- Wohlige Zufriedenheit erfüllt mich.

4. Minute: Brustraum
- Meine Aufmerksamkeit wandert jetzt in meinen Brustraum. Jeder Atemzug schenkt meinem Brustraum die Leichtigkeit der Luft und des weiten Himmels.
- Mit einem tiefen Atemzug genieße ich bewusst dieses Gefühl von Weite und Freiheit in meinem Brustkorb. Ein warmes, sonniges Gefühl strahlt in meinem Herzraum und ich fühle mich wohl mit mir.

5. Minute: Stirn
- Ich bin ganz in meinem Stirn- und Augenbrauenbereich zentriert.
- Das seidige Fließen des Atems durchweht meine Stirn hell und erfrischend.

INDIANISCHER AUSRITT

Der weiße Hengst dieser Meditation entspricht dem kraftvollen Archetypus vitaler Gesundheit und klarer geistiger Kraft. Diese Meditation aktiviert die in Ihnen schlummernde Vitalität und Energie. Genießen Sie sie wie einen schönen Fantasyfilm!

- Mit ruhigen Atemzügen entspanne ich mich immer tiefer und tiefer. Ich spüre meinen Körperinnenraum vom Kopf bis zu den Füßen. Mit einem tiefen Aufatmen lasse ich den Bauch ganz locker. Jetzt spüre ich das seidige Fließen des Atems in der Nase.
- In meinem Tagtraum gehöre ich zu einem indianischen Volk der Rocky Mountains.
- An einem klaren Frühlingsmorgen streife ich durch die Natur. Nächtlicher Regen hat den schmalen Pfad durchfeuchtet. Jetzt lässt die Morgensonne golden glühenden Nebeldunst empordampfen. Es duftet nach Erde.
- Vor mir liegt morgenfeuchtes, leuchtendes Grün, bedeckt von duftenden Wiesenblüten.
- Geschmeidigen Schrittes gehe ich weiter und atme die klare Morgenluft. Ich fühle mich gesammelt und ruhig.
- Auf der nächsten weiten Wiese grasen unsere indianischen Pferde im Morgendunst. Mein kräftiger weißer Hengst hebt sich von den anderen ab. Er bemerkt mich und stapft freudig auf mich zu. Sein Atem dampft in der Morgenfrische. Ich strecke meine flache Hand aus und er beschnuppert sie mit seinen weichen Nüstern. Er schnaubt und mustert mich mit seinen schwarzglänzenden Augen. Ich streiche über seine Stirn und klopfe seinen Hals. Sanft stupst er mich an. Er möchte mit mir durch die Natur streifen.
- Mit geübtem Sprung schwinge ich mich auf seinen Rücken. Er hebt den Kopf und schnaubt. Mit leichtem Schenkeldruck setze ich mein Pferd in Bewegung. Wir traben zu unserer Lieblingsweide: offenes, weites Land, von Gräsern bewachsen.
- Wir beide haben jetzt Lust, zu rennen, zu galoppieren, in kraftvoller Lebensfreude in die weite Ferne zu jagen. Er wartet nur auf einen weiteren Schenkeldruck und schnaubt. Also dann … los geht's! Zuerst fällt er in seinen sanften Galopp. Es fühlt sich an, wie auf einem Schaukelpferd zu sitzen, ein weiches Wiegen, mit rhythmischem Hufschlag auf dem Grund.
- Ich sitze fest auf seinem Rücken, halte seine Mähne und wiege mich in seinem Rhythmus. Wir sind kraftvoll verschmolzen.
- Mit einem weiteren Schenkeldruck gebe ich ihm das Zeichen, dass er jetzt mit voller Kraft losrennen darf. Das lässt er sich nicht zweimal sagen und prescht los.
- Gemeinsam rasen wir über das weite Land und genießen das Gefühl von Kraft, Lebendigkeit und Freiheit! Das Stakkato seiner Hufe hallt durch die Steppe.

- Meine Basiskraft glüht wie Feuer meinen Rücken hinauf. Meine Haare wehen im Wind.
- Wir preschen in gestrecktem Galopp in die Weite hinaus! So viel Lebensfreude!
- Wir galoppieren mit einem wilden und lebendigen Urgefühl. Unbändige Kraft erfüllt meinen Hengst und mich. Wir spüren Sonne und Wind und Weite. Wir spüren Freiheit!
- Nach einer Weile haben wir uns ausgetobt und verlangsamen den Galopp wieder zu einem sanften Wiegen. Wir sind von warmer Lebendigkeit durchflutet.
- Ich lenke meinen Hengst zum großen Fluss, damit er sich erfrischen kann. Er trabt auf das Wasser zu und trinkt in durstigen Schlucken.
- Dann machen wir uns gemächlich auf den Rückweg. Wir sind warm und kraftvoll miteinander verbunden.
- Schließlich kommen wir wieder bei seiner Herde an. Ich springe ab und klopfe dankbar seinen Hals. Zufrieden prustet er, dann wendet er sich den Stuten zu und trabt zu ihnen.
- Von Lebenskraft durchglüht, spüre ich mich selbst. Ich fühle mich jung und lebendig. In meinem Bauch strahlt weicher, warmer Frieden.
- Mein Rücken glüht vor Kraft und Leben. Ich liebe meine vitale Lebendigkeit!
- Aufgeladen mit frischer Energie und guter Laune taucht meine Aufmerksamkeit in der äußeren Situation auf. Mit einem tiefen Atemzug dehne und strecke ich mich.

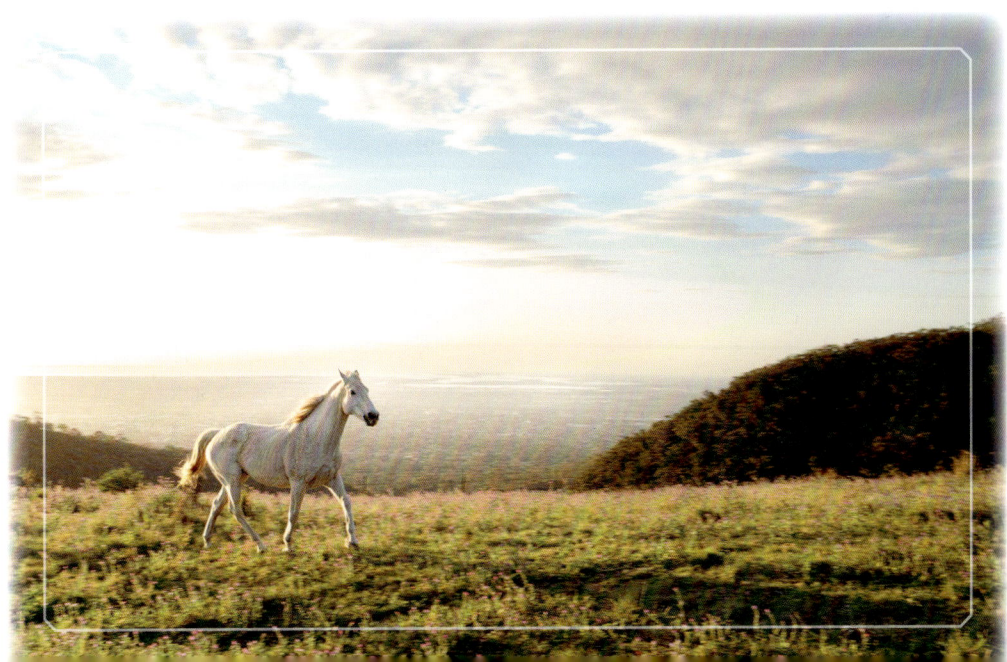

Bücher und Adressen, die weiterhelfen

Bücher

Jung, C. G.: **Die Beziehungen zwischen dem Ich und dem Unbewussten.** DTV Taschenbuch

Jung, C. G.: **Symbole und Traumdeutung.** Edition C G. Jung

Jung, C. G.: **Archetypen.** DTV Taschenbuch

Jung, C. G.: **Der Mensch und seine Symbole.** Patmos Verlag

Ricard, Matthieu: **Allumfassende Nächstenliebe. Altruismus – die Antwort auf die Herausforderungen unserer Zeit.** Edition Blumenau

Ricard, Matthieu: **Glück.** Knaur Taschenbuch

Sayadaw U Indaka: **Metta. Die Praxis liebender Güte als Grundlage der Vipassana Meditation.** Michael Zeh Verlag

Singer, Wolf; Ricard, Matthieu: **Hirnforschung und Meditation. Ein Dialog.** Edition Unseld

Sivananda, Swami: **Die Kraft der Gedanken.** Yoga Vidya Verlag

Stein, Murray: **C. G. Jungs Landkarte der Seele: Eine Einführung.** Patmos Verlag

Aus dem GRÄFE UND UNZER VERLAG

Grillparzer, Marion: **Simple Detox**

Hoffmann, Ulrich: **Meditation**

Hoffmann, Ulrich: **Mini-Meditationen**

Mannschatz, Marie: **Buddhas Anleitung zum Glücklichsein**

Mannschatz, Marie: **Meditation (mit CD)**

Trökes, Anna: **Detox mit Yoga (mit CD)**

Trökes, Anna: **Yoga. Mehr Energie und Ruhe (mit CD)**

Adressen

www.sivananda.org

Die schönen Yoga-Workshops der Sivananda-Yogazentren finden Sie in den meisten größeren Städten. Aber auch andere Yoga-Studios bieten inspirierenden Yoga und Meditation.

Register

A
Achtsamkeit 47
Affirmationen 10
Aggressionen 18, 22
Aktivierung 14
Angst, Ängste 18, 22, 38, 40, 72
Archetypen(lehre) 6 ff.
Ärger 20, 47 f., 72
Atem, Atmen 26 f., 32, 73

B
Bilder als Sprache des Unterbewusstseins 6 ff.
Bildsymbole 7 f.
Blockaden 18, 22
Buddhismus, tibetischer 6 ff., 10

C/D
CD 12 f.
Dalai Lama 7
Dankbarkeit 27, 34
Denkmuster, negative 18, 22
Depressionen 18, 22
Detox 64 f.

E
Einschlafen 12 ff.
Einstimmung 14
Emotionen 26 f.
Emotionen, negative 20
Emotionsmanagement 26

F
Fantasiereisen 6
Freud, Sigmund 6
Frieden, innerer 32
Frustration 18, 22 f., 38

G
Gedankenfluss 19
Gelassenheit 32, 40
Gesundheit 9
Glaubenssätze 9
Glück 6 f., 18 ff., 22, 32, 54

H
Hass 72
Heilung 70
Heilungsenergien 10
Herz 54 f.
Humor 27, 48

I/J
Intellekt 10 f.
Jung, C. G. 6 ff., 10

K
Kern, unverwüstlicher 40
Klarheit, geistige 36
Körperbewusstsein 40
Körper und Seele 72

L
Ladung, innere 20
Lebensfreude 6 ff.
Leistungsgesellschaft 20
Lichtvisualisierung 64, 70
Liebe 54
liebende Güte 47, 56
Loslassen 27, 38

M
Maharshi, Ramana 32
Märchen 10 f.
Meditationshaltung 12
Meditationsplatz 15
mentale Überaktivität 19
Metta-Meditation 56
Mitgefühl 26
Monologe, innere 19

N
Nhat Hanh, Thich 47
Nervensystem 32, 40, 56
NLP 10

P/R
Psyche 65
Resilienz 40
Ricard, Matthieu 56
Ruhe 32, 40

S
Schwächen 48
Seele 6, 8, 10 f., 72
Selbstliebe 46, 48, 52
Selbstmitgefühl 47 f.
Selbstverantwortung 40
Selbstwertgefühl 9, 46, 48
Selbstzweifel 20
Shoppingsucht 20
Stimmung, trübe 18, 22
Stress 6, 20, 32, 41
Sucht 18, 22
Suggestionen 10

T

Tiefenentspannung 10 f., 14
Traumreisen 6

U/V/W

Unterbewusstsein 6 ff., 19, 25, 64, 66, 68
Verjüngung 66, 70
Verstand 19
Vitalisierung 70
Weisheitsfeuer 22 f.
Wortwahl 11

Y/Z

Yogahaltungen 14, 49, 65
Zeitrahmen 13
Zellen, Zellregeneration 64, 73
Zentrieren 26
Zufriedenheit 32, 34

Übungen

Die Basiskraft wecken 73
Holzfällerschwung 21
Loslass-Übung 38
Magie des Glückslächelns 52
Yogahaltung Krokodil 65
Yogaübung Kugelsitz mit tiefer Atmung 49

Bildmeditationen

Bad im Jungbrunnen 68
Befreiende Herzatmung 55
Detox-Wasserfall aus Licht 66
Erfrischende Quelle mit funkelndem Wasser 28
Fels in der Brandung 41
Flug der weißen Feder 38
Freundlichkeitsmeditation 1 58
Freundlichkeitsmeditation 2 60
Frieden atmen 33
Funkelnder Raureif im Mondschein 36
Glück auf einer Sommerwiese 35
Im Grand Canyon 30
Indianischer Ausritt 74
Lichtenergetisierung der Zellen 70
Meine innere Buddhanatur 43
Selbstliebe 53
Südsee 50
Weisheitsfeuer zur inneren Befreiung 23

Mehr Energie, mehr Wohlbefinden!

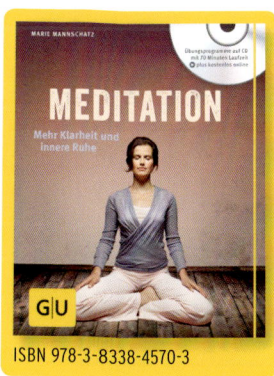
ISBN 978-3-8338-4570-3

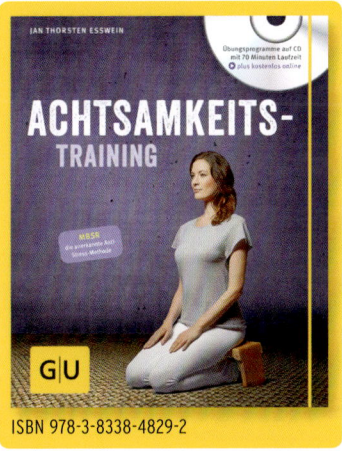
ISBN 978-3-8338-4829-2

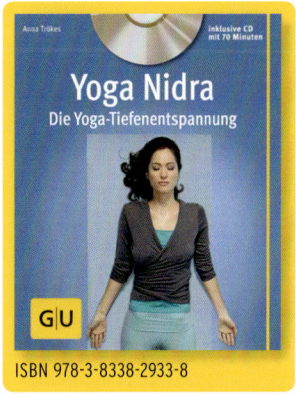
ISBN 978-3-8338-2933-8

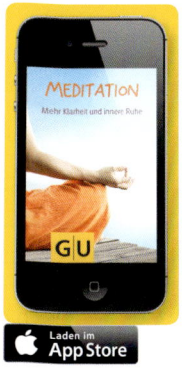

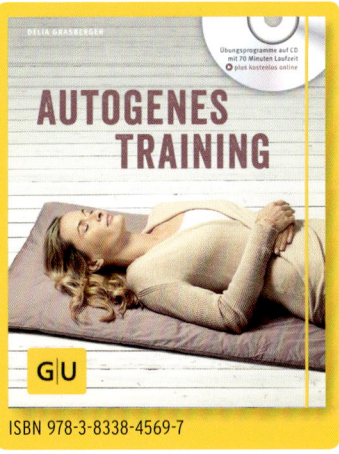
ISBN 978-3-8338-4569-7

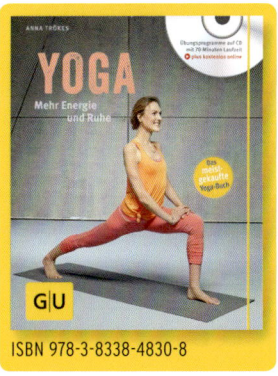
ISBN 978-3-8338-4830-8

 Alle hier vorgestellten Bücher sind auch als eBook erhältlich.

Mehr von GU auf **www.gu.de** und
facebook.com/gu.verlag

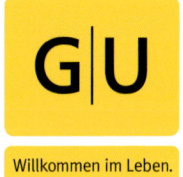
Willkommen im Leben.

IMPRESSUM

© 2017 GRÄFE UND UNZER VERLAG GmbH, München

Alle Rechte vorbehalten. Nachdruck, auch auszugsweise, sowie Verbreitung durch Bild, Funk, Fernsehen und Internet, durch fotomechanische Wiedergabe, Tonträger und Datenverarbeitungssysteme jeder Art nur mit schriftlicher Genehmigung des Verlages.

Projektleitung: Ilona Daiker

Bildredaktion:
Henrike Schechter

Umschlaggestaltung & Layout:
independent Medien-Design, Horst Moser, München

Herstellung: Markus Plötz

Satz: Uhl + Massopust, Aalen

Lithos: Repro Ludwig, Zell a. See

Druck und Bindung:
Print Consult, München

ISBN 978-3-8338-5101-8

1. Auflage 2017

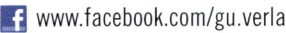 www.facebook.com/gu.verlag

GRÄFE UND UNZER
Ein Unternehmen der
GANSKE VERLAGSGRUPPE

Bildnachweis
Colourbox: Seite 51; Dreamstime: Seite 75; Getty Images: Seite 2, 16, 19, 25, 29, 59, 62, 69; GU: Seite 21 (Astrid Obert), 43 (Nicolas Olonetzky); istock: Seite 8, 31, 33, 39, 55; plainpicture: Seite 52; Gabriele Rossbach: Seite 49; shutterstock: Seite 4, 23, 34, 37, 42, 44, 61, 67, 71; Vario Images: Seite 57

Syndication
www.seasons.agency

Ein Unternehmensbereich der Stockfood GmbH

CD
Autorin: Gabriele Rossbach
Sprecherin: Alisa Palmer

Produktion
VIAS ENTERTAINMENT, VIAS ENTERTAINMENT is a unit of the VIAS PROJECTS GMBH

Wichtiger Hinweis
Die Inhalte des vorliegenden Ratgebers wurden sorgfältig recherchiert und haben sich in der Praxis bewährt. Alle Leserinnen und Leser sind jedoch aufgefordert, selbst zu entscheiden, ob und inwieweit Sie die Anleitungen und Anregungen umsetzen wollen und können. Die Autoren und der Verlag übernehmen keine Haftung für die Resultate.

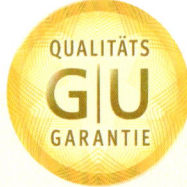

Liebe Leserin, lieber Leser,

haben wir Ihre Erwartungen erfüllt? Sind Sie mit diesem Buch zufrieden? Haben Sie weitere Fragen zu diesem Thema? Wir freuen uns auf Ihre Rückmeldung, auf Lob, Kritik und Anregungen, damit wir für Sie immer besser werden können.

GRÄFE UND UNZER Verlag
Leserservice
Postfach 86 03 13
81630 München
E-Mail:
leserservice@graefe-und-unzer.de

Telefon: 00800 / 72 37 33 33*
Telefax: 00800 / 50 12 05 44*
Mo–Do: 9.00 – 17.00 Uhr
Fr: 9.00 – 16.00 Uhr
(* gebührenfrei in D, A, CH)

Ihr GRÄFE UND UNZER Verlag
Der erste Ratgeberverlag – seit 1722.

Umwelthinweis
Dieses Buch ist auf PEFC-zertifiziertem Papier aus nachhaltiger Waldwirtschaft gedruckt.